U0559216

激光治疗在牙体牙髓病学中的应用与实践

Laser Applications in Cariology and Endodontology

赵　晶　徐宝华　主编

北方联合出版传媒（集团）股份有限公司
辽宁科学技术出版社
沈阳

图书在版编目（CIP）数据

激光治疗在牙体牙髓病学中的应用与实践 / 赵晶，
徐宝华主编 . —沈阳：辽宁科学技术出版社，2021.7
ISBN 978-7-5591-2214-8

Ⅰ.①激… Ⅱ.①赵… ②徐… Ⅲ.①牙疾病—激光
疗法 ②牙髓病—激光疗法 Ⅳ.①R781.05

中国版本图书馆 CIP 数据核字（2021）第169767号

出版发行：辽宁科学技术出版社
　　　　　（地址：沈阳市和平区十一纬路25号　邮编：110003）
印　刷　者：辽宁一诺广告印务有限公司
经　销　者：各地新华书店
幅面尺寸：210mm×285mm
印　　张：10.25
插　　页：4
字　　数：220千字
出版时间：2021年7月第1版
印刷时间：2021年7月第1次印刷
策划编辑：陈　刚
责任编辑：苏　阳　殷　欣　金　烁
封面设计：周　洁
版式设计：袁　舒
责任校对：李　霞

书　　号：ISBN 978-7-5591-2214-8
定　　价：198.00元

投稿热线：024-23280336
邮购热线：024-23280336
E-mail:cyclonechen@126.com
http://www.lnkj.com.cn

编委会名单

主编

赵　晶　徐宝华

编者（按姓氏笔画排序）

王　吉　王佳莎　吉恩才　刘敬一

李　婧　赵　晶　徐宝华　戚苈源

庾　桦　游文喆

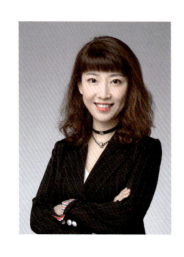

赵晶

主任医师，口腔内科主任，牙体牙髓科主任，口腔医学中心高干保健科主任，口腔激光组负责人。

中日医学科技交流协会理事，中日医学科技交流协会口腔分会副主任委员兼秘书长；中国美容整形协会牙颌颜面医疗美容分会常委；中国医药教育协会口腔分会常委兼秘书长；中华口腔医学会口腔全科专业委员会委员；口腔健康科学专家委员会副主任委员；中国老年保健协会互联网口腔医学专业委员会常委；北京口腔医学临床技术研究会常务理事；北京口腔医学会老年口腔专业委员会常委；北京口腔医学会激光专业委员会常委；北京口腔医学会牙体牙髓专业委员会委员。

从事口腔临床工作20余年，日本大学访问学者。承担北京大学医学部教学工作10余年。发表专业学术论文10余篇，现已发表专利2项。长期承担高干保健工作。

擅长运用激光技术对牙齿疾病的治疗，激光牙齿美白；牙体牙髓病及牙周病的诊治；现代根管治疗、老年钙化闭锁根管的再治疗；口腔颌面部微创注射治疗等。

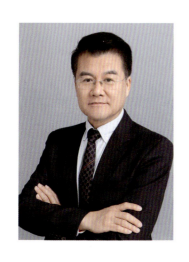

徐宝华

中日友好医院口腔医学中心主任、医疗美容中心副主任；口腔正畸博士，北京大学口腔正畸学教授，北京协和医学院整形外科博士生导师；美国宾夕法尼亚大学牙医学院口腔牙周与种植科访问教授，国际牙医师学院院士；英国爱丁堡皇家外科学院院士；北京中医药大学中西医结合专业教授，北京化工大学生物医学工程教授，中国科技大学医学院教授。

中日医学科技交流协会口腔分会会长；中国美容整形协会牙颌颜面医疗美容分会会长；中国医药教育协会口腔医学委员会主任委员；中国老年保健协会互联网口腔医学专业委员会主任委员；国际口腔种植医师学会中国总会副会长；国际口腔激光应用学会中国分会副会长；中华口腔医学会口腔正畸专业委员会委员；北京医师协会口腔医师分会副会长；北京口腔医学会口腔正畸专业委员会副主任委员，口腔美学专业委员会副主任委员；中华医学会疼痛学分会口腔颌面疼痛学组组长；中华口腔医学会全科口腔医学专业委员会前任主任委员；世界舌侧隐形正畸学会认证专科医师；隐适美亚太专家委员会顾问专家。

先后获国家级及省部级科研课题7项，获得国家发明专利6项，获得省部级科技进步奖3次。在国内外专业杂志上发表论文100余篇。是《全科口腔医学杂志》主编，《中国医疗美容》副主编；《现代临床口腔正畸学》《当代口腔正畸方丝弓直丝弓矫治教程》的主编，《隐形口腔正畸治疗》《口腔正畸微种植支抗技术》的主译，参与编写专著6部。应邀在国内20多个省市讲学200余次。

专业特长：成人隐形正畸治疗；牙颌颜面医疗美容；东方人个性化滑动直丝弓矫治技术；牙周–正畸–种植联合治疗。

序言

　　近代，口腔疾病的治疗技术经历了前所未有的高速发展。这除了与世界范围内科学技术的高速发展有关之外，更得益于口腔设备和材料的不断创新与应用。激光作为一种新型的光能，从问世开始就受到了医学界包括口腔学界的广泛关注。牙体牙髓病学领域早期的关注点包括激光对牙齿硬组织的熔融和切割功能，期望在防龋、硬组织切割方面有所突破，期待利用激光技术全部或部分替代现有的机械切割方法。早期研究曾取得了不少成果，例如20世纪80年代末，西方学者已研究出可用于临床牙体备洞的激光商品用机。再如同时期，由北京市科学技术委员会支持、北京医学院主持完成的激光防龋项目，制造出了第一代的激光防龋样机。但激光在口腔领域的临床应用仍面临一系列复杂的技术问题与观念问题，之后相当长一段时间，激光在牙体牙髓病治疗领域的应用和研究一直局限在较小的范围。

　　然而，探索的脚步从来没有停止，近年来，随着激光设备的不断改进和提高，激光的临床可应用范围有了很大的扩展。一批青年专家敏锐地发现了这一变化，他们积极创新、积极应用，取得了丰富的临床应用经验。在此基础上，赵晶和徐宝华两位教授专门就激光在牙体牙髓病学领域的应用写成了本书，这真是可喜可贺。

　　认真翻阅，本书共10章。第1章，简要介绍了激光的应用原理和常用技术，有助于读者迅速进入主题。随后的9章，结合牙体牙髓病学中的主要临床问题，逐项介绍了相应的激光治疗技术及其发展和使用要点，有助于读者理解及应用。每一章的后面附有详细的参考文献，有助于读者延伸阅读、深入理解和研究。本书内容翔实，是一本很有价值的临床参考书。

激光问世已经超过半个世纪，虽然在许多领域的应用中取得了不凡的成就，但在牙科领域的实际应用一直进展缓慢。一方面，这是因为牙科领域的问题更为复杂，对技术的要求更高；另一方面，也是因为人们的使用习惯和观念还不能适应新技术、新观念的发展。然而，我们必须认识到，技术的发展是日新月异的，不改变传统观念，不尝试更科学、更精准、更高效的新技术，就无法跟上飞速发展的信息时代。可以预见今后一段时间内，数字化、精准化、微创化将成为牙科治疗技术发展的主流，激光技术必将在其中发挥重要的作用。跟上技术发展的主流，积极参与激光治疗技术的应用和发展，本书为我们开了个好头。我愿意向从事牙体牙髓病学与口腔医学临床、教学和研究的同行推荐本书，也愿意向所有关注激光在口腔医学领域应用的科技工作者及临床工作者推荐本书。当然，由于激光在口腔临床中广泛应用的时间并不长，经验也需要积累，书中的内容仍需要进一步丰富、进一步雕琢。读者既可以从本书中获得启发，也可能从中发现问题，相信假以时日，在同行们的努力下，激光在牙体牙髓病学领域的应用一定会散发出更加耀眼的光芒。

高学军

北京大学口腔医学院牙体牙髓病学教授、主任医师

中华口腔医学会第四届牙体牙髓病学专业委员会（2011—2014）主任委员

2021年3月29日

目录

第1章

激光的原理、应用及安全防护

Principles and radiation protection of laser

激光的由来

"Light amplification by stimulated emission of radiation"即"光受激辐射放大",首先由美国物理学家阿尔伯特·爱因斯坦（Albert Einstein）于1917年提出（图1-1）。1957年,G.Gould取"Light amplification by stimulated emission of radiation"的各词首字母创造出"Laser"一词。1964年,我国著名科学家钱学森建议将"Laser"称为激光,由此激光一词在全国应用并推广开来。

激光的产生与发射

激光由激光器产生并发出,具有单色性、平行性和相干性,不同种类的激光器会产生相应波长的激光。

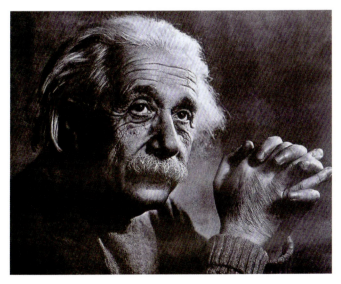

图1-1　阿尔伯特·爱因斯坦（Albert Einstein）

　　激光器主要由活性介质、泵浦源、光学谐振腔、控制器、冷却系统、传输系统组成[1]。其中活性介质、泵浦源和光学谐振腔是激光器的核心结构（图1-2）。

　　活性介质决定了激光的波长与特性，通常为由某些化学元素或分子等成分组成的气体、晶体或半导体，作用是提供可被激发的原子；泵浦源则提供能量以激发原子，一般是闪光灯或电线圈等能量来源；光学谐振腔为包含活性介质和其两侧的两面镜子的空腔，用于不断反射光子，放大能量。

　　激光产生的具体过程为：

　　活性介质中的原子吸收泵浦源提供的能量后，原子的最外层电子会向高能级轨道跃迁，使原子由基态变为不稳定的激发态，此时为保持稳定，电子将从高能级轨道跃迁到低能级轨

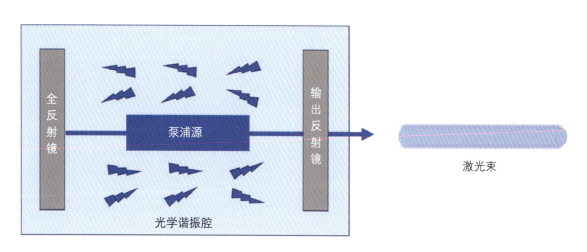

图1-2　激光器的核心结构示意图

道，重新回到基态，同时以光子的形式释放能量，也就是"自发辐射"。这些辐射出的光子在光学谐振腔中来回振荡，不断与激发态的原子发生新的碰撞，使得原子反复受激，从而辐射出更多的光子，最终实现能量的放大，形成激光束。

激光的发射分为两种模式（图1-3），一种是连续模式，即激光持续输出，通常单位为瓦特（W）；另一种是脉冲模式，即激光周期性地输出，参数包括频率和脉宽，频率是指激光器每秒发出的脉冲个数，单位为赫兹（Hz）；脉宽则表示每个脉冲持续的时间，单位为秒（s）或微秒（μs）。举例说明，当激光器以脉冲模式（20Hz，30μs）发射激光时，实际1s内共发出20个脉冲激光，每次发出的1个脉冲持续30μs，脉冲之间为间歇时间，此时无能量输出。自由脉冲模式也是一种

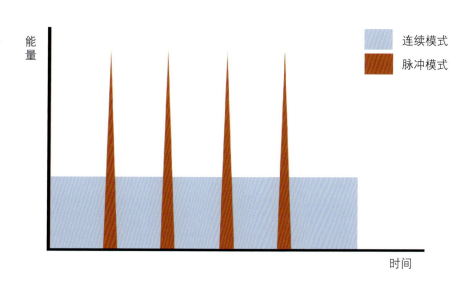

图1-3 激光的两种发射模式示意图

特殊的脉冲模式，每个脉冲内输出的能量值持续改变，从零逐渐增加到峰值，然后又递减为零。类似于"⌒"。

一般来说，激光连续输出能够提供更多的能量，有利于提高工作效率，但组织接收激光能量时会出现局部的温度升高，过多的能量可能导致局部过热，引起组织结构的损伤。当激光器以脉冲模式工作时，脉冲间隔将有利于局部的散热和冷却，防止组织的热损伤。实际应用中应根据需要选择合适的发射模式。

激光与组织的相互作用

同其他所有光波一样，激光遇见物体时，可能出现4种情形：反射、散射、吸收和透射。其中物体对激光的吸收往往在激光的应用中发挥着巨大的作用，激光的波长则是组织对激光吸收率的决定性因素。当物体吸收激光时，会出现光热效应，即光能被转化为热能，应用于生物组织则可能起到凝固、汽化、切割等作用（图1-4）。

（1）凝固：组织吸收激光能量，温度升至65~100℃，此时蛋白质变性并发生凝固。医学上可应用激光来凝固坏死组织或凝固血红蛋白起到止血的作用。

（2）汽化：组织吸收光能后，温度升高到100℃，组织内部的水发生汽化同时涉及周围的组织。临床将其应用于灼烧或消融软组织病变。

（3）切割：组织吸收激光能量后，局部产生高温、高压，导致组织结构崩解，使组织被爆裂切除。常常被应用于外科手术中去除软硬组织的增生或病变。

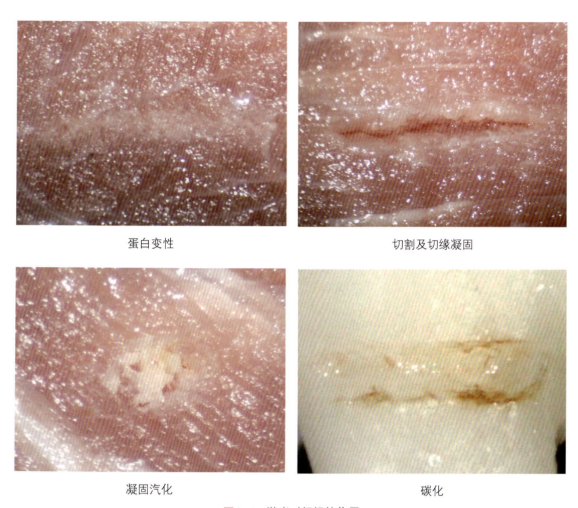

蛋白变性	切割及切缘凝固
凝固汽化	碳化

图1-4　激光对组织的作用

激光在口腔医学中的应用及原理

随着激光技术的不断发展与进步，激光开始逐步应用于医学领域。1960年，第一台激光器——红宝石激光器问世，次年红宝石激光器被尝试应用于视网膜凝固治疗[2]。此后，学者们对激光在不同医学领域中的应用进行了探索和研究，不断地取得了令人鼓舞的成果。随着激光医学逐渐成熟，目前激光已经广泛应用于眼科、皮肤科、耳鼻喉科、肿瘤科等多个临床学科。近年来，在口腔医学领域中，激光也已经开始在多个亚学科，例如牙体牙髓病学、牙周黏膜病学、颌面外科学以及正畸学等领域发挥着重要的作用（图1-5）。

常用的口腔激光波长范围为500~10600nm，位于电磁波谱的可见波段和红外波段。激光对口腔组织的作用主要基于组织成分中包含的色素基团对不同波长激光的吸收不同（图1-6）。口腔组织中主要包括如下几种成分：水（含OH^-）、矿物质（含CO_3^{2-}、PO_4^{2-}、OH^-等）、血红蛋白（血色素）、黑色素等，它们对不同波长的激光具有不同的吸收系数。其中水对于波长在3000nm或10000nm左右的激光，例如Er激光、CO_2激光等有最高的吸收峰值，而对于波长小于1000nm的激光几乎不吸收，例如半导体激光、Nd：YAG激光等。矿物质（含CO_3^{2-}、PO_4^{2-}、OH^-等）与水类似，对CO_2激光、Er：YAG激光具有较高的吸收峰值。血红蛋白、黑色素等色素基团则对波长在800~1000nm的半导体激光、Nd：YAG激光等具有最大的吸收峰值，因此半导体激光、Nd：YAG激光可以发挥止血和脱色的作用。目前，公认半导体激光具有较好的止血作用，可以为术区提供一个清晰的视野[3]。

因此，根据目标组织的构成，可以使用不同波长的激光来发挥相应的作用。对于富含水和血红蛋白的口腔软组织来讲，几乎所有的口腔激光都能发挥有效的作用，根据输出能量的不同实现对软组织的切割、消融、凝固、止血等作用。口腔硬组织包括骨组织与牙体组织，主要成分为水和碳酸羟基磷灰石。因此，红外波段的Er：YAG激光、CO_2激光等可以起到很好的作用。例如将Er：YAG激光作用于牙体硬组织时，能量被表层

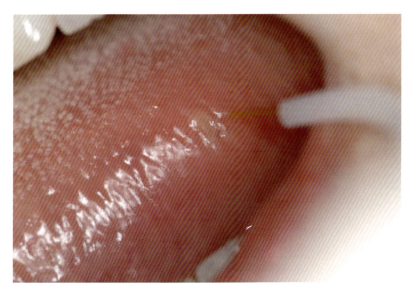

图1-5　应用半导体激光治疗舌侧缘溃疡

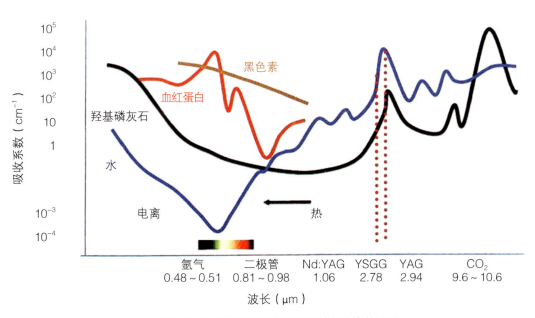

图1-6　生物组织的吸收系数及其与激光的关系

水分子吸收并迅速转化为热量向四周传输，形成蒸汽，产生内部压力，导致矿物结构发生层层崩解，实现对硬组织的切削或消融[4]。

激光还能发挥杀菌消毒的作用：当细菌所处的微环境吸收激光的能量时，局部温度升高导致细胞死亡[5]。研究发现，使用激光可以减少变形链球菌、大肠埃希菌、粪肠球菌等细菌的数量[6-8]。

当能量低于500mW时，激光不会引起组织的温度升高，而是发挥光生物刺激作用，也称光生物调节作用（Photobiomodulation，PBM），即激光在分子水平上调控核酸和蛋白质的合成，改变各种信号传导分子的活性与功能[9]。例如，促进ATP的合成，提高丝氨酸/苏氨酸蛋白激酶（Akt）、ERK和应激活化蛋白激酶（JNK）的蛋白表达，抑制炎症因子TNF-α、IL-1β的表达以及抗细胞凋亡等[10-12]。因此常用于低能量激光治疗（Low Level Laser Therapy，LLLT）。在口腔医学的应用中，LLLT主要用于疼痛、炎症控制和促进愈合等方面。研究发现，相比于空白对照组，使用LLLT可以明显减轻正畸加力后牙齿的疼痛[13-14]。Lopes[15]等对60个牙髓炎患者进行随机双盲对照试验，评估LLLT对术后疼痛的控制效果。结果显示：使用激光照射后的牙齿，术后的疼痛发生率明显低于对照组（非辐照组）。针对药物治疗无效的颞下颌关节紊乱，LLLT也能取得较好的疗效，有利于缓解关节和肌肉的疼痛[16]。Alan等的研究显示，LLLT还能明显降低拔牙术后的疼痛水平[17-18]。在拔牙、根尖外科等手术后，使用低剂量的激光辐照可以抑制炎症因子的表达与释放，有效减轻术后肿胀和疼痛[18-19]。在促进愈合方面，激光可以激活局部血液循环并促进牙龈成纤维细胞和成骨细胞的增殖及迁移，从而促进病变愈合[20-23]。

激光的优势

相对于传统方法，激光疗法的优势不仅包括治疗精准、微创以及操作可视性好，还体现在激光治疗能够缩短治疗周期并促进组织的再生及愈合。

例如，软组织手术时，手术刀形成的切口在愈合时，常常有瘢痕形成，而利用激光切开的伤口在愈合阶段有较少的肌成纤维细胞生成，从而能减少组织挛缩，使瘢痕形成减少。在一些小型外科手术中，例如唇舌系带手术、牙龈瘤切除术等，若创口较小，利用半导体等激光进行切割时具有很好的止血效果、视野清晰，有时甚至不需要进行麻醉和缝合[24]。研究证实，相比于传统工具，激光处理后的病变区域细菌载荷更低，不易发生再感染[25-27]。硬组织的去除通常需要借助于高速涡轮钻，这种磨除方式通常会导致玷污层的形成、局部温度的升高和不必要的健康组织的去除。激光则可以选择性地去除病变组织，一方面更加精准，另一方面能形成更干净的创面；同时激光产生的杀菌和生物刺激作用使术后肿胀和疼痛减轻、愈合加快。

牙体牙髓病学的常用激光

随着激光技术的不断发展，半导体激光和Er：YAG激光在牙体牙髓病学中的应用日趋成熟。

半导体激光（图1-7）：通常由铝、镓、砷3种元素构成的半导体增益介质激发出的激光，波长为800~1064nm。半导

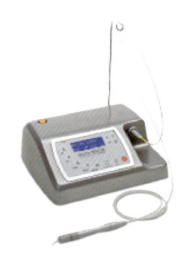

图1-7　半导体激光（Smile, Italy）

体激光器结构紧凑、设备小巧、控制简便，通过光纤来实现激光能量的传输[28-29]，根据需要，发射模式可以调节为连续模式或脉冲模式。由于血红蛋白与黑色素等色素基团对半导体激光具有最高的吸收率，半导体激光在口腔治疗中，可以同时实现软组织的切割、止血和杀菌的作用。此外，低能量的半导体激光（≤500mW）可以用于激活漂白剂和发挥生物刺激的作用，例如美白牙齿、消炎止痛等。20世纪80年代末，半导体激光被首次引入牙髓病学，用于治疗牙本质敏感症、直接盖髓以及活髓切断术等。后来其应用范围逐渐扩大至牙齿美白、根管消毒和根尖外科手术。

　　Er：YAG激光（图1-8）：是由掺铒钇铝石榴石晶体作为活性介质的固体激光器发射而出，波长为2940nm，处于电磁

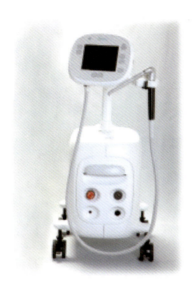

图1-8　Er：YAG激光（Lite Touch, Israel）

波谱的中红外波段，现有的发射模式多为微秒脉冲形式。由于水的吸收峰在3000nm附近，Er：YAG激光能被水分子强烈吸收。由于生物细胞组织中的含水量通常在70%以上，因此Er：YAG激光能够在生物医学中发挥巨大的作用。Er：YAG激光对口腔软硬组织均能发挥有效的作用。针对含水量较高的软组织，Er：YAG激光可以发挥杀菌、切割等功能。1997年，Er：YAG激光（Erbium：Yttrium Aluminum Garnet Lasers）被FDA批准用于去腐、髓腔预备以及釉质蚀刻[30]。龋坏的牙体组织相较于健康牙体组织含水量更高，因此Er：YAG激光可用于精准去腐，同时具有较高的安全性。对于牙釉质、牙本质、骨等硬组织，经Er：YAG激光照射后，能量首先被水分子吸收而发生汽化，导致硬组织内部压力形成，使矿物结构出现破裂而发生崩解，实现对硬组织的蚀刻或消融。Er：YAG激光与水的高亲和性还有助于根管冲洗液的激活，有利于更加彻底地去除根管内的细菌、玷污层等感染物。目前，Er：YAG激光在牙体牙髓病学中应用于脱敏、去腐、粘接修复、根管治疗和根尖手术等。

激光应用的安全与防护

激光是一种非电离辐射，具有高聚焦性，在使用过程中可能给操作者、助理和患者的眼睛、皮肤等带来伤害，需要注意防护。因此在使用激光前，操作者及相关工作人员必须经过严格的培训，熟练掌握激光的应用和防护知识等。激光治疗应该在专门的手术间进行，入口处悬挂激光警示牌，无关人员禁止进入手术间（图1-9）。激光治疗术中，操作者、相关工作人员及患者应佩戴对应波长的激光防护镜（图1-10，图

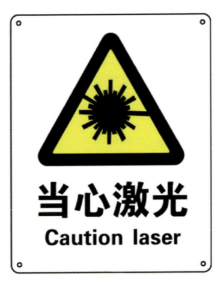

图1-9　激光防护标志

1-11），并进行规范操作。切忌直视激光，同时尽量避免使用反光的器械，防止激光反射进入眼睛或作用于皮肤。

激光与组织主要的相互作用机制是光热作用，意味着激光能量转化为热量，如果热量聚积则可能导致热损伤出现。例如，半导体激光工作时，工作尖温度可以达到500~800℃[31]。当局部温度升高至42~45℃时，组织出现暂时升温。而温度高于65℃时，组织开始出现脱水并发生蛋白变性。当温度升至70~90℃时，组织开始凝固。当温度高于100℃时，组织发生汽化。当温度高于200℃时，组织表面则出现碳化，即组织发生干性坏死，在表面形成黑色的碳化物[32]。

因此，在使用激光时，要注意对热损伤的防护，例如不应

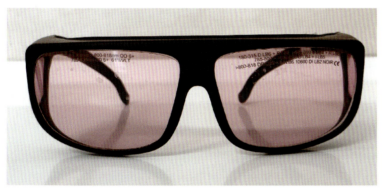

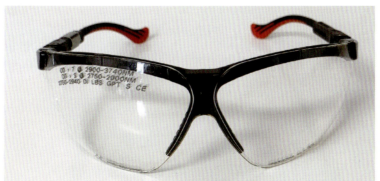

图1-10 激光防护镜

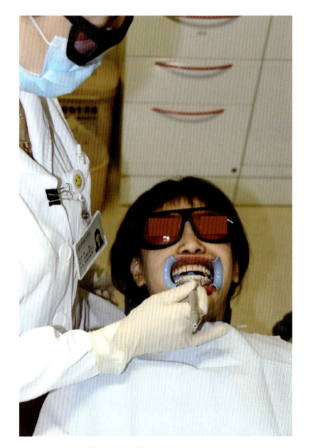

图1-11　激光治疗时的防护

长时间地使激光聚焦于同一部位、在使用时配合使用水冷装置等。

此外，在激光手术时由于组织发生汽化、凝固时可能产生颗粒状碎片，被称为激光羽。其中可能包含细菌、病毒甚至粉尘等致癌物质，不仅可能损伤工作尖还会对环境造成污染，例如上述物质被人吸入可能对人体产生危害。因此，在使用激光时，术者及助手需佩戴好个人防护装备，例如防护面屏、口罩等，同时应用大排量的强吸装置吸走激光羽，避免吸入。

参考文献

[1] Olivi G, Margolis FS, Genovese MD. Pediatric laser dentistry: a user's guide[M]. Chicago: Quintessence Publishing Co. Inc, 2011.

[2] Maiman TH. Stimulated optical radiation in ruby masers[J]. Nature, 1960, 187: 493.

[3] 王佐君, 邹廷前. 半导体激光（GaAlAs）治疗种植体周围黏膜炎的效果评价[J]. 临床口腔医学杂志, 2017(11).

[4] Chinelatti, Michelle Alexandra, Rocha, et al. Effect of Er: Yag laser on dentin demineralization around restorations[J]. Lasers Med Sci, 2017, 32(2).

[5] Pirnat S, Lukac M, Ihan A. Study of the direct bactericidal effect of Nd: YAG and diode laser parameters used in endodontics on pigmented and nonpigmented bacteria[J]. Lasers Med Sci, 2011, 26(6): 755-761.

[6] Erben P, Chang AM, Darveau RP, et al. Evaluation of the bactericidal potential of 2780-nm Er, Cr: YSGG and 940-nm diode lasers in the root canal system[J]. Lasers Dent Sci, 2019, 3(2): 137-146.

[7] Schoop U, Kluger W, Moritz A, et al. Bactericidal effect of different laser systems in the deep layers of dentin[J]. Lasers Surg Med, 2004.

[8] Turkun M, Turkun LS, Celik EU, et al. Bactericidal effect of Er, Cr: YSGG laser on Streptococcus mutans[J]. Dent Mater J, 2006, 25(1): 81.

[9] Karu TI, Kolyakov SF. Exact action spectra for cellular responses relevant to phototherapy[J]. Photomed Laser Surg, 2005, 23(4): 355-361.

[10] Lee J, Chiang M, Chen P, et al. Anti-inflammatory effects of low-level laser therapy on human periodontal ligament cells: in vitro study[J]. Laser Med Sci, 2018, 33(3): 469-477.

[11] Januario Dos Anjos LM, Da Fonseca ADS, Gameiro J, et al. Apoptosis induced by low-level laser in polymorphonuclear cells of acute joint inflammation: comparative analysis of two energy densities[J]. Laser Med Sci, 2017, 32(5): 975-983.

[12] Shingyochi Y, Kanazawa S, Tajima S, et al. A low-level carbon dioxide laser promotes fibroblast proliferation and migration through activation of Akt, ERK, and JNK[J]. PLoS One, 2017, 12(1): e168937.

[13] Song Wu，Yinan Chen，Jinglu Zhang，et al. Effect of low-level laser therapy on tooth-related pain and somatosensory function evoked by orthodontic treatment[J]. Int J Oral Sci, 2018, 10(03): 182-189.

[14] Doshi-Mehta G, Bhad-Patil WA. Efficacy of low-intensity laser therapy in reducing treatment time and orthodontic pain: a clinical investigation[J]. Am J Orthod Dentofacial Orthop, 2012, 141(3):

289-297.

[15] Lopes LPB, Herkrath, Fernando José et al. Effect of photobiomodulation therapy on postoperative pain after endodontic treatment: a randomized, controlled, clinical study[J]. Clin Oral Investig, 2018.

[16] Rezazadeh F, Hajian K, Shahidi S, et al. Comparison of the effects of transcutaneous electrical nerve stimulation and low-level laser therapy on drug-resistant temporomandibular disorders[J]. J Dent, 2017, 18(3): 187-192.

[17] Alan H, Yolcu, Koparal M, et al. Evaluation of the effects of the low-level laser therapy on swelling，pain，and trismus after removal of impacted lower third molar[J]. Head Face Med, 2016, 12(1).

[18] Kahraman SA, Cetiner S, Strauss RA. The effects of transcutaneous and intraoral low-level laser therapy after extraction of lower third molars: A randomized single blind, placebocontrolled dual-center study[J]. Photomed Laser Surg, 2017, 35(8): 401-407.

[19] Aras MH, Güng rmüs M. Placebo-controlled randomized clinical trial of the effect two different low-level laser therapies(LLLT) —intraoral and extraoral—on trismus and facial swelling following surgical extraction of the lower third molar[J]. Lasers Med Sci, 2010, 25(5): 641-645.

[20] Metin R, Tatli U, Evlice B . Effects of low-level laser therapy on soft and hard tissue healing after endodontic surgery[J]. Lasers Med Sci, 2018.

[21] Gao X, Xing D. Molecular mechanisms of cell proliferation induced by low power laser irradiation[J]. J Biomed Sci, 2009, 16: 4.

[22] Kreisler M, Christoffers AB, Willerstausen B, et al. Effect of low-level Ga AlA laser irradiation on the proliferation rate of human periodontal ligament fibroblasts: an in vitro study[J]. J Clin Periodontal, 2003, 30(4): 353-358.

[23] Tsuka Y, Kunimatsu R, Gunji H, et al. Effects of Nd: YAG low-level laser irradiation on cultured human osteoblasts migration and ATP production: in vitro study[J]. Lasers Med Sci, 2019, 34(1): 55-60.

[24] 李伯翰, 邹士琦, 王霄. 低能量半导体激光对雪旺细胞生物学效应的研究[J]. 口腔颌面修复学杂志, 2019, 20(2): 92-96.

[25] Kojima T, Shimada K, Iwasaki H, et al. Inhibitory effects of a super pulsed carbon dioxide laser at low energy density on periodontopathic bacteria and lipopolysaccharide in vitro[J]. J Periodontal Res, 2005, 40(6): 469-473.

[26] Schoop U, Kluger W, Moritz A, et al. Bactericidal effect of different laser systems in the deep layers of dentin[J]. Lasers Surg Med, 2004, 35(2): 111-116.

[27] Akiyama F, Aoki A, Miura-Uchiyama M, et al. In vitro studies of the

ablation mechanism of periodontopathic bacteria and decontamination effect on periodontally diseased root surfaces by erbium：yttrium-aluminum-garnet laser[J]. Lasers Med Sci, 2011, 26(2): 193-204.

[28] Faria MIA, Sousa-Neto MD, Souza-Gabriel AE, et al. Effects of 980-nm diode laser on the ultrastructure and fracture resistance of dentine[J]. Lasers Med Sci, 2013, 28.

[29] Kiomarsi N, Salim S, Sarraf P, et al. Evaluation of the Diode laser(810nm, 980nm) on dentin tubule diameter following internal bleaching[J]. J Clin Exp Dent, 2016, 8: e241-e245.

[30] Pelagalli J, Gimbel CB, Hansen RT, et al. Investigational study of the use of Er: YAG laser versus dental drill for caries removal and cavity preparation-phase I[J]. J Clin Laser Med Surg, 1997, 15(3): 09-15.

[31] Gregg RH. Laser resource and reference guide[J]. Dent Today, 2006, 25(4): 90-92.

[32] George R. Laser in Dentistry-Review[J]. Int J Dent Clin, 2009, 1(1): 13.

第2章

激光在窝沟封闭中的应用

Laser application in pit and fissure sealant

概述

窝沟封闭（Pit and Fissure Sealant）：应用某种材料于龋易感的咬合面点隙和窝沟，形成一个微机械粘接保护层，切断致龋菌的营养来源，达到防龋的效果。窝沟封闭是预防窝沟龋最有效的方法（图2-1）。

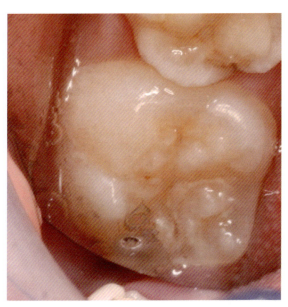

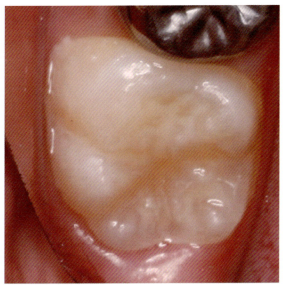

图2-1　窝沟封闭前（上）后（下）

窝沟封闭的传统疗法

1. 适应证

（1）磨牙的深窝沟、上切牙的舌侧窝及舌侧沟。

（2）牙齿萌出的情况能达到进行有效的隔湿。

（3）若第一恒磨牙咬合面有龋坏，则其他健康的恒磨牙要进行窝沟封闭。

（4）咬合面龋波及一个或多个第一恒磨牙，需尽快对第二恒磨牙进行窝沟封闭。

（5）乳牙有严重龋病的儿童，在其恒牙萌出后，需尽快进行窝沟封闭。

（6）有特殊需要的儿童。

2. 器械材料

（1）所需器械：低速手机、清洁毛刷、喷砂设备、光固化灯、橡皮障系统。

（2）使用材料：35%磷酸酸蚀剂、一次性小毛头（通用刷）、窝沟封闭剂、咬合纸。

3. 操作步骤

（1）在照明良好的条件下，视诊加探诊检查牙齿窝沟情况，牙面有菌斑软垢时应先清洁再检查。

（2）牙齿萌出高度足够时，尽可能采用橡皮障对需要封闭的牙齿进行隔湿。

（3）以低速手机使用清洁毛刷蘸2%氯亚明或喷砂清洁牙面及窝沟，必要时可辅助使用探针。

（4）在完善隔湿的条件下，在牙尖斜面2/3需要封闭的窝沟周围涂布35%磷酸酸蚀剂，恒牙酸蚀约30s，乳牙酸蚀约60s。

（5）高压水气冲洗牙面，冲洗时间应大于酸蚀时间，在严密隔湿的条件下吹干，酸蚀过的牙面应呈白垩色。

（6）涂布窝沟封闭剂覆盖所有窝沟，尤其是下颌磨牙的颊点隙和上颌磨牙的腭点隙，以探针或小毛头帮助排出气泡，使封闭剂均匀地覆盖窝沟，不宜过厚。

（7）光固化40s（固化时间根据具体使用的产品类型和光固化灯性能的情况而定）。

（8）检查封闭情况，若有遗漏窝沟需重新涂布封闭剂，再次光固化。检查咬合情况，调磨咬合高点。

（9）操作中如果牙面被唾液污染，需要隔湿吹干后重新酸蚀5s，再继续操作。

传统疗法的缺点

35%磷酸酸蚀剂容易造成口腔黏膜的刺激不适，因而对隔湿的要求较高，并且不易冲洗干净，冲洗时间应大于酸蚀时间。对于乳牙想要达到理想的酸蚀效果，酸蚀时间应为恒牙的2倍，操作时间较长，年龄较小的儿童不能很好地配合。

激光在窝沟封闭中的应用

采用激光处理牙面时不会对口腔黏膜产生刺激，在激光蚀刻过程中伴有大量蒸馏水冲洗牙面，仅在涂布封闭剂时需要隔湿，隔湿时间短，更有利于控制唾液污染。并且激光蚀刻过程中没有振动、无痛，蚀刻时间较酸蚀刻时间显著缩短，更易获得低龄儿童的配合。激光蚀刻窝沟的同时，还可以部分消除窝沟内致龋的微生物，使得窝沟封闭剂远期保留率有了较好的保证。激光蚀刻后的窝沟表面呈熔融状，降低了局部龋坏的易感性。

通常Er：YAG激光可有效去除牙齿硬组织，对周围组织损伤小，尤其是热损伤较轻微。1997年，美国食品药品监督管理局（FDA）批准Er：YAG激光应用于人类牙体硬组织的治疗。Er：YAG激光处理后的釉质表面形成了多个凹坑状结构，该凹坑结构密集排列，形态不规则；且表面清洁无玷污层，粗糙近似酸蚀刻后效果，可替代酸蚀刻技术应用于窝沟封闭。

激光进行窝沟封闭的适应证与禁忌证

1. 适应证

与传统方法进行窝沟封闭的适应证一致，更加适合于低龄儿童及不宜隔湿的牙位。

2. 禁忌证

牙面尚未完全萌出，不能有效隔湿。

需要封闭的窝沟已经发生龋坏（图2-2）。

推荐激光窝沟封闭的操作步骤（图2-3）

（1）在照明良好的条件下以视诊、探诊检查牙齿窝沟情况，牙面有菌斑软垢时应先清洁再检查。

（2）牙齿萌出高度足够时，尽可能采用橡皮障对需要封闭的牙齿进行隔湿。

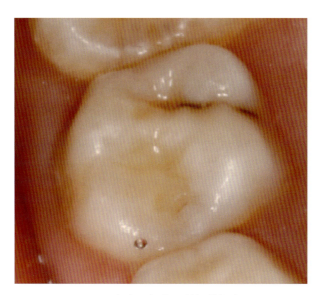

图2-2 窝沟已经发生龋坏的恒磨牙

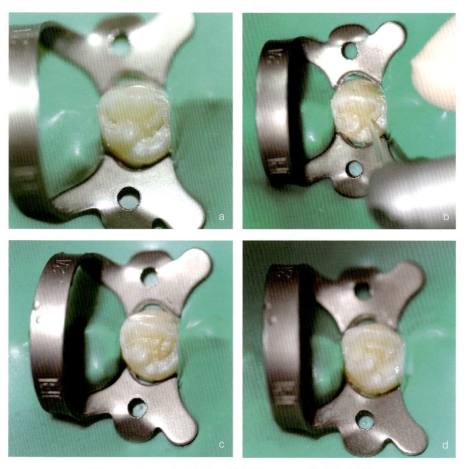

图2-3 （a～d）下颌第二前磨牙Er：YAG激光窝沟封闭

（3）术前防护：医护人员及患者佩戴专用防护眼镜。

（4）使用Er：YAG激光工作尖（1.3mm×17mm，Syneron，Israel）。

恒牙：100~200mJ，10~20Hz，100%水量，垂直照射蚀刻窝沟30s，蚀刻面积为牙尖斜面的2/3。

乳牙：300mJ，10Hz，100%水量，垂直照射蚀刻窝沟20s，蚀刻面积为牙尖斜面的2/3。

（5）尽量用刮匙去除牙釉质表面的碎屑，高压水气冲洗牙面15s，在严密隔湿的条件下吹干牙面后，蚀刻过的牙面应呈白垩色。

（6）涂布窝沟封闭剂覆盖所有窝沟，尤其是下颌磨牙的颊点隙和上颌磨牙的腭点隙，以探针或小毛头帮助排出气泡，使封闭剂均匀地覆盖窝沟，不宜过厚。

（7）光固化40s（根据具体使用的产品类型和光固化灯性能的情况而定）。

（8）检查封闭情况，若有遗漏窝沟需重新涂布封闭剂，再次光固化。检查咬合情况，调磨咬合高点。

（9）操作中如果牙面被唾液污染，需要隔湿吹干后重新酸蚀5s，再继续操作。

近年来，预防性口腔治疗越来越受到重视，其目标是预防龋齿的发生及减轻龋齿的危害。饮食改善、使用糖替代品、局部及全身用氟、窝沟封闭等多种方法可以有效地预防龋齿的发生。窝沟封闭是最为推荐，也是广泛使用的防龋手段，尤其适用于年轻恒磨牙的窝沟点隙。新萌出的磨牙表面常常有细窄的窝沟，表面矿化度低，加之儿童清洁能力有限，龋齿的易感性极高。采用窝沟封闭的方法，在窝沟点隙的表面涂布封闭剂，不但可以阻止致龋菌的进入，也有利于局部牙面的清洁，可以有效地预防龋齿的发生。这一方法最早是由Cueto和Buonocore[1]在1967年提出的。

　　窝沟封闭是广泛用于窝沟龋病预防的有效手段，成功与否主要取决于窝沟封闭剂的良好固位。窝沟封闭术虽然操作简单，但无论哪个环节出现问题都会影响封闭剂的保留率，甚至增加龋坏发生的风险。

激光应用于窝沟封闭的技术要点

1. 牙面清洁

　　窝沟封闭的操作不需要去除牙体组织，但需要将牙面上窝沟点隙内的碎屑、菌斑等尽可能清除干净，以利于封闭剂的流入。可以采用的牙面处理方法有：低速杯刷法、窝沟釉质成形术、空气喷磨法、超声预备等。

　　低速杯刷法是采用杯状毛刷蘸取清洁剂（图2-4），使用慢速手机清洁牙面窝沟及点隙，这是临床上较为常用的牙面清

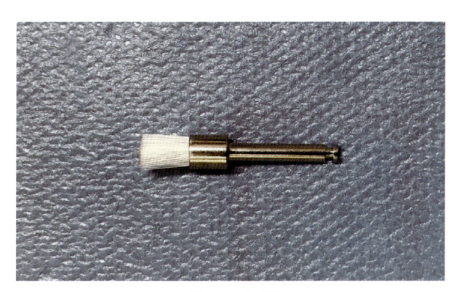

图2-4　杯状毛刷

洁方法。但体外研究表明，这一方法不能彻底去除窝沟底部的沉积物，尤其是深窄的窝沟，影响封闭的效能[2]。

使用小号的球钻（图2-5），通过机械磨除部分釉质的方法扩大窝沟的开口，清除窝沟底部的菌斑和食物残渣，称之为窝沟釉质成形术[3]。处理后的窝沟底部变得更加平坦，有利于封闭剂的流入，并且釉质表面得到了改性，能够显著地减少微渗漏。但釉质成形需要磨除一定的牙体组织，技术敏感性高，增加操作时间，不易被患者接受[4-5]。

空气喷磨法是采用特殊的设备，通过高速运动喷出的微粒磨除窝沟的狭窄部分，清洁窝沟点隙。这一方法操作复杂，在窝沟封闭的临床治疗中尚未广泛使用。

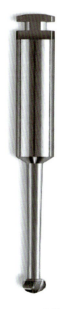

图2-5 球钻

超声预备是使用超声工作机头在高频振荡以及液体冲洗的作用下清洁窝沟。但超声工作尖（图2-6）较粗，不能深入窝沟底部，清洁效能有限。

2. 牙面蚀刻

清洁后的牙面需要采用蚀刻的方法使釉质表面形成微孔，封闭剂嵌入其中而达到良好的固位。可用于釉质表面蚀刻的方法主要是磷酸蚀刻和激光蚀刻两类。

1955年，由Buonocore提出"酸蚀刻"技术[6]，通过酸的处理可使牙冠表面形成微孔，从而使粘接材料或封闭材料渗入到微孔中，与牙面形成微机械嵌合而牢固固位。扫描电镜下可

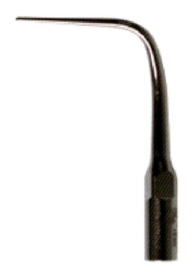

图2-6　超声工作尖

以看到，磷酸蚀刻后的釉质表面呈大小均匀的蜂窝状结构，其底部似毛刺，为封闭剂的固位提供了良好的基础[7]。但这一方法也存在显著缺点：刺激口腔黏膜[8]、不易冲洗干净、对隔湿要求高等。通常乳牙酸蚀时间是恒牙的2倍[9-11]，而需要对乳牙进行窝沟封闭的儿童年龄较小、口底浅、唾液多、配合程度较差，常常造成乳牙的酸蚀效果不理想。因此，既能缩短临床操作时间，又能获得良好固位与粘接的处理方法，对低龄儿童的窝沟封闭尤为重要。

Moritz等[12-14]研究发现，Er：YAG激光处理后的釉质表面形成了多个密集排列的凹坑状结构，其表面清洁无玷污层并且形态不规则，粗糙的表面形态近似酸蚀刻后的釉质表面，有利于修复体的粘接与固位[13]，提示Er：YAG激光蚀刻可以作为替代酸蚀刻的技术应用于窝沟封闭的临床治疗。解萌等[7]发现在300mJ、10Hz、100%水量、20s的参数下，Er：YAG激光蚀刻离体乳磨牙釉质表面，电镜下呈现较均匀的凹坑状结构，清洁无玷污层，且底部粗糙，与酸蚀刻组最相似。

Firat等[15]应用Er：YAG激光处理牙釉质和牙本质后，再进行酸蚀后微拉伸力比传统酸蚀组高。为了提高粘接力，大多数学者认为激光处理不能代替酸蚀方法，激光处理后仍需要磷酸处理牙釉质及牙本质，建议乳牙应用激光备洞后使用自酸蚀粘接系统以达到较好的边缘适合性和粘接效果。然而，有关窝沟封闭时牙面的处理，激光是否可以完全替代磷酸的酸蚀，还是应该二者相结合，目前尚无定论。

3. 激光的使用参数

不同类型的激光在窝沟封闭的操作中使用的参数是不一样的，即使是同一类的激光，不同学者的研究也是采用不同的参数。

AlHumaid等[16]通过体外研究揭示，Er，Cr：YSGG（2780nm）激光，采用600μm直径的G6工作尖、3.5W输出功率、脉冲持续时间140μs、重复率20Hz时，用于乳牙釉质表面的处理能获得较好的窝沟封闭远期成功率。解萌等[7]体外实验研究发现，使用Er：YAG激光、100%水量、作用时间20s、100mJ/10Hz处理的釉质表面呈现不规则的凹坑状结构，密集但大小不均；200mJ/10Hz处理的釉质表面凹坑结构较100mJ组明显，但仍不均一；300mJ/10Hz的釉质表面呈大小均匀的凹坑状结构，凹坑较100mJ、200mJ激光组宽大，形态与磷酸酸蚀组接近；400mJ/10Hz处理的釉质出现熔融现象；各激光蚀刻组釉质表面均出现不规则的细小裂隙。因而认为在300mJ、10Hz、100%水量、20s的参数下，Er：YAG激光蚀刻与350g/L磷酸酸蚀的釉质表面形态结构最相似。Unal等[17]报道，与传统的磷酸蚀刻相比，使用Er：YAG激光蚀刻（3.25W、150mJ、25Hz，以及5W、20mJ、25Hz）的牙面会产生更多的微渗漏，3.25W与5W所产生的微渗漏没有显著性差异。Memarpour等[18]发现，使用Er：YAG激光蚀刻，起始参数为：30mJ、20Hz、6W，釉质边缘使用参数为：120mJ、10Hz、1W，其窝沟封闭所产生的微渗漏与传统磷酸处理没有差别。

目前，无论是体外研究还是体内研究，都没有统一的参数标准。体外研究表明，即使是使用相同的参数，可能会得到不同的结果；而选择不同的参数也可能得到相似的结果。临床的研究通常是参考前期的体外参数来选择大致适合的使用参数，临床医师必须要仔细选择正确的工作尖及激光参数。

4. 封闭材料

光固化的树脂基窝沟封闭剂已经大量应用于磨牙及前磨牙的窝沟表面。这一类疏水性的材料是通过微机械的嵌合与酸蚀刻后干燥的釉质表面相结合的。牙齿表面受到水分的污染会大大降低封闭剂与釉质表面的结合能力，尤其对于配合能力不佳的儿童，会直接影响到窝沟封闭的效果。

为了解决这一问题，在过去的10年里，特殊设计的亲水性窝沟封闭剂已经面世，可以用在潮湿的釉质表面。Güçlü ZA等[19]研究发现，即使是使用新一代的亲水性树脂基封闭剂，当磷酸酸蚀后牙面被水污染，封闭剂与牙面间仍然会产生较大的微渗漏；而若是用Er：YAG激光对牙面进行前处理，无论牙面干燥或是潮湿，即使是受到唾液的污染，微渗漏也大大地低于仅使用磷酸处理的牙面。

5. 封闭剂的保留率与龋齿的发生率

Zhang等[20]Meta分析结果显示：激光与磷酸处理的牙面其窝沟封闭剂的保留率在治疗后3个月、6个月和12个月时没有显著性差异。Durmus等[21]通过对51个儿童的204颗第一恒磨牙进行窝沟封闭的研究结果显示：Er：YAG激光结合磷酸处理后的牙面，在12个月及18个月时，窝沟封闭剂的保留率显著高于单纯磷酸处理组。Brugnera等[22]也认为CO_2激光加磷酸处理后，窝沟封闭剂的保留率显著高于单纯磷酸处理的牙面。Shahabi等[23]研究发现，使用Er：YAG激光处理的牙面，其窝沟封闭的拉伸粘接强度低于单纯磷酸处理组以及激光结合磷酸处理组。

龋齿易感性的高低对封闭剂的保留率也会产生影响：龋齿易感性高的孩子，其窝沟点隙表面的釉质组织结构常常在窝沟封闭前已经发生了变化，从而改变了釉质的性能，有机成分的含量较高，阻止了酸的渗透，以至于形成较短的树脂突，导致固位率的降低[20]。

Durmus等[21]研究显示：在治疗后18个月时，激光结合磷酸组与单纯磷酸处理组龋齿的发生率分别为10%和22%，差异没有统计学意义。AlHumaid等[24]体外研究结果也显示：激光结合磷酸与单纯磷酸处理的牙面术后发生龋坏的比率没有显著性差异。

6. 临床操作时间及舒适度

Walsh[25]使CO_2激光在干燥条件下对牙面进行蚀刻，最短操作时间仅为7s，而传统方法操作时间可达70s之久。使用Er激光蚀刻牙面的时间通常为10s左右，而使用磷酸操作的时间多数都在35s以上[26]。Kumar[26]使用视觉模拟评分量表对患者的接受度进行了评估，发现无论是使用激光还是传统的磷酸，患者都能很好地接受。解萌等[7]采用Wong-Baker面部表情疼痛量表（图2-7）对37名患儿的满意度进行评估，获得有效调

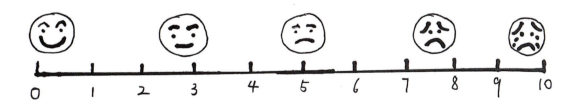

图2-7　Wong-Baker面部表情疼痛量表示意图

注：0分，无痛；2分，有点痛；4分，轻微疼痛；6分，疼痛明显；8分，疼痛更明显；10分，疼痛剧烈

查评分者30名。其中16名的患儿认为激光蚀刻法较酸蚀刻法更舒适，8名患儿认为酸蚀刻舒适度更高，6名的患儿认为两者间无差别。因而，研究者认为，Er：YAG激光蚀刻技术在乳牙窝沟封闭术中，具有良好的疗效和临床可行性，且患儿舒适度高、操作时间短，更适宜配合度差的低龄儿童。Shindova等[27]评估了患者在接受激光处理时，是否会增加牙科恐惧的心理。结果显示：无论是主观方面还是客观方面，使用激光都不会加重患者的心理负担。

综上所述，目前激光在窝沟封闭中的作用及优势还存在争议。有关激光处理后的牙面对于自粘接窝沟封闭剂的固位及减少微渗漏的影响，不同学者的观点尚未达成一致。Ciucchi等[28]认为，Er：YAG激光蚀刻加磷酸酸蚀的牙面，其使用疏水性窝沟封闭剂后的微渗漏与单纯磷酸酸蚀的牙面没有显著差别。Güçlü等[29]认为，激光处理后的釉质表面下方会有裂隙的出现，这些裂隙是肉眼或者光学显微镜不能发现的，只有在扫描电镜下才能看到。

目前，激光在窝沟封闭中的应用多数还是体外研究，尤其是对于乳牙的应用尚无标准化的参数。因而，我们还需要进行大量的体外及体内的实验研究，以明确激光在窝沟封闭中的效能，确定标准化的参数和治疗操作方案。

参考文献

[1] Cueto E, Buonocore M. Sealing of pits and fissures with an adhesive resin: its use in caries prevention[J]. J Am Dent Assoc, 1967, 75(1): 121-128.

[2] Zervou C, Kugel G, Leone C, et al. Enameloplasty effects on microleakage of pit and fissure sealants under load: an in vitro study[J].

J Clin Pediatr Dent, 2000, 24(4): 279-285.

[3] Garcia-Godoy F, de Araujo F. Enhancement of fissure sealant penetration and adaptation: the enameloplasty technique[J]. J Clin Pediatr Dent, 1994, 19(1): 13-18.

[4] Tung F, Estafan D, Scherer W. Use of a compomer in class V restoration: A microleakage study[J]. Quintessence Int, 2000, 31(9): 668-672.

[5] Burrow M, Burrow J, Makinson O. Pits and fissures: etch resistance in prismless enamel walls[J]. Aust Dent J, 2001, 46(4): 258-262.

[6] Tatjana D, Helena J, Otakar K, et al. Er: YAG laser etching of enamel[J]. Scanning Microsc, 1998, 12(2): 309-315.

[7] 解萌, 石宏, 李廷, 等. Er: YAG激光对乳牙釉质蚀刻作用的研究[J]. 牙体牙髓牙周病学杂志, 2018, 28(9): 515-520.

[8] 张笋, 秦满, 李静. 自酸蚀和磷酸酸蚀窝沟封闭术的临床比较[J]. 华西口腔医学杂志, 2008, 26(6): 630-632.

[9] 葛立宏. 儿童口腔医学[M]. 北京: 人民卫生出版社, 2012: 31.

[10] 刘梅天, 刘斌, 李继英, 等. 酸蚀时间对乳牙牙釉质表面结构及树脂抗剪粘接强度的影响[J]. 实用口腔医学杂志, 2008, 24(5): 747-750.

[11] 张昊, 马俊青, 李强, 等. 不同酸蚀时间处理后年轻及成年恒牙釉质表面微观形貌及性质的变化[J]. 南京医科大学学报(自然科学版), 2014, 34(1): 48-52.

[12] Moritz A, Schoop U, Goharkhay K, et al. Procedures for enamel and dentin conditioning: a comparison of conventional and innovative methods[J]. J Esthet Dent, 1998, 10(2): 84-93.

[13] Moritz A, Gutknecht N, Schoop U, et al. Alternatives in enamel conditioning: a comparison of conventional and innovative methods[J]. J Clin Laser Med Surg, 1996, 14(3): 136-139.

[14] Corona S, Souza-Gabriel A, Chinelatti M, et al. Influence of energy and pulse repetition rate of Er: YAG on enamel ablation ability and morphological analysis of the laser-irradiated surface[J]. J Biomed Mater Res A, 2008, 84(3): 569-575.

[15] Firat E, Gurgan S, Gutknecht N. Microtensile bond strength of an etch-and-rinse adhesive to enamel and dentin after Er: YAG laser. pretreatment with different pulse durations[J]. Lasers Med Sci, 2012, 27(1): 15-21.

[16] AlHumaid J, Alagl A, Bedi S. Effect of erbium laser on microtensile bond strength of fissure sealant in primary teeth: an in vitro study[J]. Saudi J Med Med Sci, 2018, 6(1): 27-31.

[17] Unal M, Hubbezoglu I, Zan R, et al. Effect of acid etching and different Er: YAG laser procedures on microleakage of three different fissure sealants in primary teeth after aging[J]. Dent Mater J, 2013, 32(4):

557–563.

[18] Memarpour M, Kianimanesh N, Shayeghi B. Enamel pretreatment with Er: YAG laser: effects on the microleakage of fissure sealant in fluorosed teeth[J]. Restor Dent Endod, 2014, 39(3): 180–186.

[19] Güçlü ZA, Hurt AP, Dönmez N, et al. Effect of Er: YAG laser enamel conditioning and moisture on the microleakage of a hydrophilic sealant[J]. Odontology, 2018, 106(3): 225–231.

[20] Yunhan Zhang, Yan Wang, Yandi Chen, et al. The clinical effects of laser preparation of tooth surfaces for fissure sealants placement: a systematic review and meta–analysis[J]. BMC Oral Health, 2019, 19(1): 203–215.

[21] Basak Durmus, Figen Giray, Sertac Peker, et al. Clinical Evaluation of a Fissure Sealant Placed by Acid Etching or Er: YAG Laser Combined with Acid Etching[J]. Oral Health Prev Dent, 2017, 15(2): 157–162.

[22] Brugnera A Jr, Rosso N, Duarte D, et al. The use of carbon dioxide laser in pit and fissure caries prevention: clinical evaluation[J]. J Clin Laser Med Surg, 1997, 15(2): 79–82.

[23] Sima Shahabi, Hossein G, Bagheri, et al. Tensile bond strength of sealants following Er: YAG laser etching compared to acid etching in permanent teeth[J]. Lasers Med Sci, 2012, 27(2): 371–375.

[24] AlHumaid J, Alagl A, Bedi S. Effect of erbium laser on microtensile bond strength of fissure sealant in primary teeth: an in vitro study[J]. Saudi J Med Med Sci, 2018, 6(1): 27–31.

[25] Walsh L. Split–mouth study of sealant retention with carbon dioxide laser versus acid etch conditioning[J]. Aust Dental J, 1996, 41(2): 124–127.

[26] Kumar G, Dhillon JK, Rehman F. A comparative evaluation of retention of pit and fissure sealants placed with conventional acid etching and Er, Cr: YSGG laser etching: a randomised controlled trial[J]. Laser Ther, 2016, 25(4): 291–298.

[27] Shindova M, Belcheva A, Mateva N. Influence of Er: YAG laser on objective and subjective Param–eters of stress during sealant application in children[J]. Folia Med, 2018, 60(2): 275–282.

[28] Ciucchi P, Neuhaus K, Emerich M, et al. Evaluation of different types of enamel conditioning before application of fissure sealant[J]. Lasers Med Sci, 2015, 30: 1–9.

[29] Güçlü Z, Dönmez N, Tüzüner T, et al. The impact of Er: YAG laser enamel conditioning on the microleakage of a new hydrophilic sealant–UltraSeal XT® hydro™[J]. Lasers Med Sci, 2016, 31: 705–711.

第3章
激光在牙本质过敏治疗中的应用

Laser application in dentin hypersensitivity

概述

牙本质敏感症（Dentin Hypersensitivity，DH），又称牙本质过敏症，是指牙齿上暴露的牙本质部分受到机械、化学或温度刺激时，产生一种短暂的酸、"软"甚至尖锐的疼痛。这种症状不能归因为其他任何形式的牙齿缺陷或疾病。牙本质敏感症的发生是多种因素联合作用的结果，包括磨耗、磨损、酸蚀、牙龈退缩、牙齿美白治疗、发育性缺陷（少见）等。牙本质敏感症属于排他性诊断，因此诊断前应结合敏感史、临床和影像学检查，排除具有牙本质敏感症状的实质性疾病。

牙本质敏感症的患病率在不同研究报道中差异较大，其原因可能是样本人群不同、诊断标准不同或数据来源有差别。我国在2008年的一项城市居民横断面调查显示：可确诊为牙本质敏感症的居民占29.7%；女性（35.9%）显著高于男性（23.5%）；好发于前磨牙（7.8%），其次为第一恒磨牙（6.2%）[1]。2009年，一项针对我国中小城市和农村地区的流行病学调查显示：34.8%的受试者存在牙本质敏感症，女性牙本质敏感症的罹患率高于男性，且程度重于男性[2]。

牙本质敏感症的发生机制

牙本质敏感症的发生机制主要有神经学说、牙本质纤维传导学说、流体动力学说等理论，被广泛接受的是流体动力学说，即外界温度、机械性或化学因素刺激作用于暴露的牙本质小管表面，导致牙本质小管中液体流动的速度或方向发生改变。这种改变刺激成牙本质细胞周围A–δ神经纤维和部分A–β神经纤维，从而产生敏感症状[3-4]。牙本质敏感症发生的解剖学基础是牙本质暴露，牙本质小管在口腔和牙髓两端开放。仅有牙本质的暴露不足以引起牙本质敏感，相应的牙本质小管必须开放以造成牙本质液的流动。在此基础上任何冷、热、甜、酸、机械刺激等均可导致牙本质液在牙本质小管中流动，从而激活牙髓牙本质复合体中的机械感受器，刺激神经纤维，引起疼痛[5-6]。牙本质小管的直径、通畅状态与开放小管的数量可能是区分敏感和非敏感牙的因素[7]。

牙本质敏感症的传统治疗方法

牙本质敏感症的治疗主要通过阻塞牙本质小管、降低牙本质渗透性，或降低牙本质感觉神经纤维的活动，阻止痛觉传导至中枢神经[8]。

理想脱敏剂应具备以下特点：作用迅速、长期有效、易于施用、对牙髓无害、不引起疼痛和不使牙体变色。治疗牙本质敏感症的传统方法分为家庭护理和诊室治疗。家庭护理可以选用抗敏感牙膏，其中有效的抗敏感成分包括：①钾盐（硝酸钾、氯化钾、草酸钾等）；②氟化亚锡；③钙复合物（含有精氨酸重碳酸盐–碳酸钙复合物）；④生物活性玻璃（含磷硅酸钠钙）；⑤乙酸锶等。诊室内局部脱敏治疗包括：钾盐或氟化物凝胶，树脂和粘接剂，生物玻璃及硅酸盐水门汀等。

牙本质敏感症的激光治疗方法

1985年，Matsumoto[9]等首次将激光应用于脱敏治疗，此后，学者们不断尝试通过改善激光的性能及应用不同种类的激光进行脱敏治疗。许多研究报道了关于激光治疗牙本质过敏症的有效性[10-12]。在评估牙本质敏感症的治疗效果上，不能忽略安慰剂效应，有研究证实，单独使用激光进行脱敏治疗或联合其他治疗方式明显比安慰剂治疗更有效[13-15]。激光脱敏凭借其安全、作用迅速、疗效持久等优点已逐渐得到广泛应用。

近年来，激光治疗与脱敏剂联合应用成为研究热点。研究表明，激光比化学制剂更有效[16-20]，激光和脱敏剂（例如钾盐、氟化物）联合使用可以获得更好的脱敏效果[21-23]。两者的联合应用主要通过协同堵塞作用，增加牙本质小管的封闭深度，并互相补充各自单独治疗时遗漏的开放牙本质小管，降低牙本质的渗透性，形成优势互补，从而获得更好、更为持久的脱敏疗效[24]。此外，也可以将不同机制的脱敏剂和激光联合应用达到复合作用，例如具有阻塞牙本质小管作用的脱敏剂与低能量激光联合应用，可同时降低神经刺激水平及启动修复性牙本质的形成[25]。

激光治疗牙本质敏感症的原理

Er：YAG激光作用于羟基磷灰石和水分子，使牙本质表面消融，从而堵塞或缩窄牙本质小管达到脱敏的目的[26-27]。与其他高能量激光相比，使用Er：YAG激光脱敏治疗时产热更少，更加安全[28]。Er：YAG激光抗菌作用也可能对缓解牙本质敏感症有用。Er：YAG照射对牙髓神经有镇痛作用，这与低强度激光的作用相似，可以解释痛觉即刻下降的原因。Er激光引起牙本质小管消融。因此，照射参数对牙本质形态的影响具有极其重要的临床意义。在垂直于表面的非接触模式下施加70mJ/脉冲和20Hz不会导致牙本质消融[29]。在如此低的能量密度下，蒸发温度达不到，也不会发生烧蚀。此外，据报道，使用60mJ/脉冲和20Hz可以产生不受热影响的牙根表面脱敏[30]。Er：YAG激光使用的散焦方案适合于DH的治疗[15]。

GaAlAs（二极管）激光能够改变神经纤维膜对K^+、Na^+的通透性，从而阻断C纤维传入的去极化[31-32]，同时可刺激神经轴突内啡肽的形成，达到镇痛的效果[33]。此外，半导体激光还能刺激硬化牙本质的产生，从而促进牙本质小管的内部闭塞[34]。

推荐的牙本质敏感症的激光治疗流程

激光治疗牙本质敏感症适用于牙本质敏感症状中度的患牙，禁用于对光过敏者。建议在非聚焦状态下进行脱敏治疗。

1. 脱敏治疗的激光类型和参数参考

（1）Er：YAG激光：60mJ/脉冲，2Hz，20s，非接触模式。

（2）半导体激光（980nm）：0.5W（T开100ms，T关100ms），非接触通量为62.2J/cm²模式，使用直径为320μm的光纤。

（3）半导体激光（810nm）：0.5W，照射时间为60s，在非接触模式（距表面2mm）下连续发射，有效尖端面积为3.5cm²，能量密度为8.5J/cm²。

（4）半导体激光（808nm）：100mW，25s（0.1W，25s/2.5J），光纤直径300μm，2J/cm²，连续发射型，非接触模式（距表面2mm）。

2. 激光脱敏治疗的操作步骤（图3-1～图3-3）

（1）清洁牙面，隔湿。

（2）用探针或气枪吹气，找出敏感部位，特别是敏感位点，

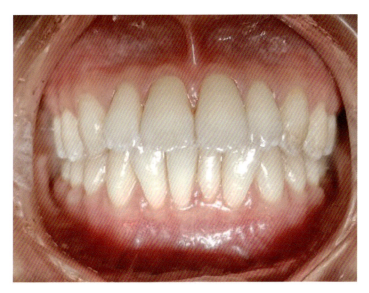

图3-1　32-43颈部牙龈退缩导致敏感，VAS评分9分

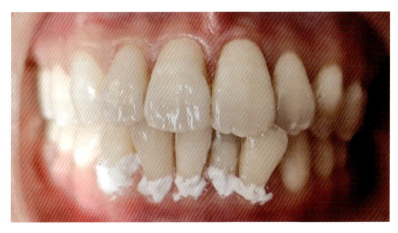

图3-2　在敏感部位涂布钾盐脱敏剂

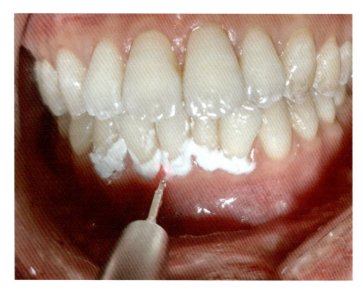

图3-3　Er：YAG激光在敏感部位照射2次，术后即刻VAS评分1分

用铅笔或深色染料标记，可使用VAS量表记录疼痛程度。

（3）根据病情需要在敏感区域涂布药物（选做）。

（4）使用相应参数的激光，以非接触重叠移动模式照射敏感
区域，可重复2～4次。

（5）用探针或气枪检查敏感部位疼痛程度，可使用VAS量表。

（6）如果敏感程度严重，可隔天治疗1次，连续治疗3次。

3. 激光治疗牙本质敏感症的临床注意事项

（1）与患者术前交流脱敏治疗方案时，需明确告知牙本质敏
感症难诊断、易复发的临床特点及治疗方法的局限性。

（2）脱敏只是把表层的牙本质小管封闭，但随着牙齿的磨耗
和刷牙，敏感症状会再次出现，可再次重复治疗。

（3）脱敏过程中会有敏感症状，属正常现象，随着治疗结
束，敏感症状会逐渐消失。

（4）遵循所有激光治疗的常规注意事项。

参考文献

[1] 荣文笙, 胡德渝, 冯希平, 等. 我国城市地区成人牙本质敏感的流行病学调查[J]. 中华口腔医学杂志, 2010, 45(3), 141-145.

[2] 胡德渝. 中国口腔健康发展报告（2012）：中国人牙本质敏感状况[M]. 北京：社会科学文献出版社, 2012.

[3] Brännström M, Aström A. The hydrodynamics of the dentine; its possible relationship to dentinal pain[J]. Internat Dent J, 1972, 22(2): 219-227.

[4] Narhi M, Kontturi-Narhi V, Hirvonen T, et al. Neurophysiological mechanisms of dentin hypersensitivity[J]. ProcFinn Dent Soc, 1992, 88 Suppl 1: 15-22.

[5] Gillam DG. A New Perspective on dentine hypersensitivity：guide lines for general dental practice[J]. Dent Update, 2017, 44(1): 39-42.

[6] Petersson LG. The role of fluoride in the preventive management of dentin hypersensitivity and root caries[J]. Clin Oral Investig, 2013, 17 Suppl 1: S63-S71.

[7] Shiau HJ. Dent in hypersensitivity[J]. J Evid Based Dent Pract, 2012, 12(3 Suppl): 220-228.

[8] Al-Sabbagh M, Harrison E, Thomas MV. Patient-applied treatment of dentinal hypersensitivity[J]. Dent Clin North Am, 2009, 53(1): 61-70.

[9] Matsumoto K, Funai H, Shirasuka T, et al. Effects of Nd: YAG-laser in treatment of cervical hypersensitive dentine[J]. Jpn J Conserv Dent, 1985, 28: 760-765.

[10] Asnaashari M, Moeini M. Effectiveness of lasers in the treatment of dentin hypersensitivity[J]. Lasers Med Sci, 2013, 4(1): 1-7.

[11] Sgolastra F, Petrucci A, Severino M, et al. Lasers for the treatment of dentin hypersensitivity: a meta-analysis[J]. J Dent Res, 2013, 92(6): 492-499.

[12] Sgolastra F, Petrucci A, Gatto R, et al. Effectiveness of laser in dentinal hypersensitivity treatment: a systematic review[J]. J Endod, 2011, 37(3): 297-303.

[13] Yilmaz HG, Kurtulmus-Yilmaz S, Cengiz E, et al. Clinical evaluation of Er, Cr: YSGG and GaAlAs laser therapy for treating dentine hypersensitivity: A randomized controlled clinical trial[J]. J Dent, 2011, 39(3): 249-254.

[14] Dilsiz A, Aydin T, Canakci V, et al. Clinical evaluation of Er: YAG, Nd: YAG, and diode laser therapy for desensitization of teeth with gingival recession[J]. Photomed Laser Surg, 2010, 28 Suppl 2: S11-S17.

[15] Aranha AC, Eduardo Cde P. Effects of Er: YAG and Er, Cr: YSGG lasers on dentine hypersensitivity. Short-term clinical evaluation[J]. Lasers Med Sci, 2012, 27(4): 813-818.

[16] Sicilia A, Cuesta-Frechoso S, Suarez A, et al. Immediate efficacy of diode laser application in the treatment of dentine hypersensitivity in periodontal maintenance patients: a randomized clinical trial[J]. J Clin Periodontol, 2009, 36(8): 650-660.

[17] Raichur PS, Setty SB, Thakur SL. Comparative evaluation of diode laser, stannous fluoride gel, and potassium nitrate gel in the treatment of dentinal hypersensitivity[J]. Gen Dent, 2013, 61(3): 66-71.

[18] Yilmaz HG, Kurtulmus-Yilmaz S, Cengiz E. Longterm effect of diode laser irradiation compared to sodium fluoride varnish in the treatment of dentine hypersensitivity in periodontal maintenance patients: a randomized controlled clinical study[J]. Photomed Laser Surg, 2011, 29(11): 721-725.

[19] Soares ML, Porciuncula GB, Lucena MI, et al. Efficacy of Nd: YAG and GaAlAs lasers in comparison to 2% fluoride gel for the treatment of dentinal hypersensitivity[J]. Gen Dent, 2016, 64(6): 66-70.

[20] Pesevska S, Nakova M, Ivanovski K, et al. Dentinal hypersensitivity following scaling and root planning: comparison of low-level laser and topical fluoride treatment[J]. Lasers Med Sci, 2010, 25(5): 647-650.

[21] Suri I, Singh P, Shakir QJ, et al. A comparative evaluation to assess the efficacy of 5% sodium fluoride varnish and diode laser and their combined application in the treatment of dentin hypersensitivity[J]. J Indian Soc Periodontol, 2016, 20(3): 307-314.

[22] Genovesi A, Sachero E, Lorenzi C. The dental hygienist's role in the laser treatment of the dentine hypersensitivity[J]. Prev Assist Dent, 2010, 36(1): 32-35.

[23] Ipci SD, Cakar G, Kuru B, et al. Clinical evaluation of lasers and sodium fluoride gel in the treatment of dentine hypersensitivity[J]. Photomed Laser Surg, 2009, 27(1): 85-91.

[24] David G. Dentine hypersensitivity: advances in diagnosis, management, and treatment[M]. Switzerland: Springer International Publishing, 2015.

[25] Lopes AO, de Paula Eduardo C, Aranha AC. Clinical evaluation of low-power laser and a desensitizing agent on dentin hypersensitivity[J]. Laser Med Sic, 2013, 10: 04.

[26] Schwarz F, Arweiler N, Georg T, et al. Desensitizing effects of an Er: YAG laser on hypersensitive dentine[J]. J Clin Periodontol, 2002, 29(3): 211-215.

[27] Watanabe H, Kataoka K, Iwami H, et al. In vitro and in vivo studies on

application of erbium: YAG laser for dentine hypersensitivity[J]. Int Congr Ser, 2003, 1248: 455–457.

[28] Briang R, Poursamimi J, Gutknecht N, et al. Comparative evaluation of the effects of Nd: YAG and Er: YAG laser in dentin hypersensitivity treatment[J]. Lasers Med Sci, 2007, 22(1): 21– 24.

[29] Carvalho R, Freitas P, Otsuki M, et al. Inflfluence of Er: YAG laser beam angle, working distance and energy density on dentin morphology: a SEM investigation[J]. J Oral Laser Applic, 2005, 5: 237–243.

[30] Israel M, Cobb CM, Rossman JA, et al. The effects of CO_2, Nd: YAG and Er: YAG lasers with and without surface coolant on tooth root surfaces: an in vitro study[J]. J Clin Periodontol, 1997, 24: 595–602.

[31] Wakabayashi H, Hamba M, Matsumoto K, et al. Electrophysiological study of irradiation of semiconductor laser on the activity of the trigeminal subnucleues caudal neurons[J]. J Jpn Soc Laser Dent, 1992, 3: 65–74.

[32] Wakabayashi H, Hamba M, Matsumoto K, et al. Effect of irradiation by semiconductor laser on responses evoked in trigeminal caudal neurons by tooth pulp stimulation[J]. Lasers Surg Med, 1993, 13: 605–610.

[33] 陈新梅, 丁一. 激光治疗牙本质敏感症的研究进展[J]. 中国实用口腔科杂志, 2018, 11(11): 655–658.

[34] Walsh LJ. The current status of low level laser therapy in dentistry. Part 2. Hard tissue applications[J]. Aust Dent J, 1997, 42: 302–306.

第4章
激光在龋齿治疗中的应用

Laser application in caries removal

概述

　　龋病（Dental Caries），即龋齿，是牙齿硬组织在细菌、食物和宿主等多种因素相互作用下，细菌发酵，口腔中的碳水化合物产酸，使牙齿的无机物溶解破坏、有机物分解崩溃，而形成的局限性、慢性、进行性破坏[1]。尽管随着时代的进步，口腔健康已经得到越来越广泛的关注与显著的改善，但是龋病仍然是世界范围内的重大公共卫生问题，成人与学龄儿童的患龋率居高不下。世界卫生组织有报告显示，龋病仍在影响大多数国家和地区的近100%人口[2]。未经干预的龋病可通过进行性牙体组织破坏进而累及牙髓组织、削弱牙齿抗力与功能，成为导致牙齿丧失的主要病因（图4-1）。

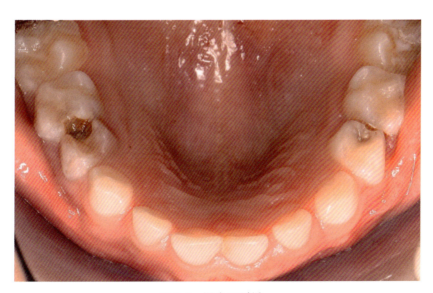

图4-1　混合牙列龋

龋病的治疗措施主要包括去除龋坏组织和修复牙体缺损两个部分，前者意在停止龋的发展和蔓延，后者则为修复龋损、恢复功能。去除龋损感染腐坏的组织，即去腐（Caries Removal），是龋病治疗的首要环节，也是需要遵循的基本生物学原则。感染的牙齿组织含有大量细菌及其代谢产物与毒素，修复龋损前若未能彻底去净腐质，则势必会导致感染扩散，成为龋病复发的主要诱因[3]。同时，去腐的挑战还在于要考虑尽可能保留周围健康的牙体组织和牙髓活力。因此，选择合适的治疗器械和临床技术是非常重要的。

传统的治疗方法及其局限性

在龋齿治疗中，最常用的方法主要依赖高速旋转的器械，例如涡轮手机和车针，去除病变组织并制备窝洞。尽管这种传统的去腐方法被视为"金标准"，但不可否认的是其存在很多局限性。首先，机械操作时的压力、器械摩擦产生的热、冷却过程造成的脱水等因素均可能对牙髓牙本质复合体，尤其是牙髓组织，造成不可逆的损伤[3]。有研究表明，高速旋转器械产生并传导的热量可使温度由37.4℃上升至少20℃[4-5]。其次，传统方法中器械操作的精准性及去腐深度的标准把控均存在一定争议，可能导致丧失过多健康牙体组织[6]，甚至当龋损侵犯至牙本质深层近髓处，可大大增加意外露髓的风险[7]。此外，高速旋转器械操作通常可造成患者不同程度的牙科焦虑与不适，特别是儿童[8-9]。虽然成熟的局部麻醉技术可以显著缓解患者在诊疗过程中的疼痛不适，但传统去腐备洞操作中的机械噪音与振动仍然可能让一部分患者感到无法接受，产生焦虑不安和恐惧情绪。

近年来，随着对龋病病因学的深入探究、对龋病诊断学与预防医学的认识革新，以及牙科材料的飞速发展，基于使用银汞合金充填材料及预防性扩展原则的G.V.Black理论不断受到质疑，并逐渐被弃用。如今，龋病的治疗特别是腐质去除与窝洞制备，越来越强调微创牙科（Minimal Invasive Dentistry, MID）理念，保留更多的健康牙体组织[10]。鉴于传统高速旋转器械去腐存在诸多弊端与局限性，多种新型治疗技术或器械应运而生，牙科激光便是其中非常具有代表性的一种。

激光在龋齿治疗中的应用

20世纪60年代初期，最早一批用于牙齿硬组织消融的牙科激光问世，主要包括红宝石激光（Ruby Laser，波长694nm）、钕：钇铝石榴石激光（Nd：YAG Laser，波长1064nm）、钬：钇铝石榴石激光（Ho：YAG Laser，波长2120nm），以及二氧化碳激光（CO_2 Laser，波长9600nm），将牙科激光用于龋坏去除及窝洞制备也由此开始成为国际牙体修复领域中的一个研究热点[11-14]。

我国牙科激光医学应用的早期研究几乎与国际同步，特别是在激光防龋研究方面取得瞩目性成果。时任北京地区激光防龋协作组组长的李宏毅教授带领团队，利用Nd：YAG激光辐照人离体牙釉质，以探索激光辐照对釉质表面结构及釉质表层下脱矿的影响。系列研究发现，当Nd：YAG激光能量密度25J/cm^2、5pps时，离体人牙釉质表面结构发生熔融样变化，釉质表面微孔封闭，釉质晶体结构改变[15-17]。由此揭示了Nd：YAG激光辐照使牙釉质抗酸性增强并进而有效防龋的主要机制，与国外前沿研究所得结果类似，具有里程碑式的意义。

随着激光科学研究的不断深入，随后的一系列研究逐渐发现这些早期的牙科激光在牙体硬组织治疗中存在一定的局限性。比如，有学者探究了Nd：YAG激光对病变牙体组织的消融、抗菌作用及其对牙髓的可能影响，发现这种常用于口腔软组织的激光在牙体修复中的表现并不出色，可能会导致额外的热效应，在不同程度上引起牙髓组织温度升高、硬组织隐裂和碳化现象的发生[18-20]。无独有偶，另一种波长10600nm的CO_2激光对牙体硬组织的作用也不理想，研究显示该波长激光可造成潜在的破坏性热量聚积，进而使牙体硬组织出现裂痕或碳化[21-22]。

20世纪90年代中期，随着学者们对牙科激光安全性和有效性的不断深入探索与研究，开发了铒：钇铝石榴石激光（Er：YAG激光，波长2940nm）。这一自由振荡的中红外激光，用于牙体硬组织消融[23-24]。研究证实，Er：YAG激光在合适的参数配置下，伴随充分的喷水冷却，其对牙髓及牙体硬组织所产生的潜在温度损伤最小[25]。时至今日，常用于龋齿治疗中去腐与备洞操作的牙科激光主要包括Er：YAG激光（波长2940nm）、CO_2激光（波长9300nm）、铒，铬：钇钪镓石榴石激光（Er，Cr：YSGG激光，波长2780nm）、铒：钇钪镓石榴石激光（Er：YSGG激光，波长2790nm）等[10-11]。其中，又以Er：YAG激光的应用最为广泛，并且相同能量参数下的硬组织消融效率最高[10,26-27]。

硬组织激光的作用原理

每一种化合物都对应着一种发色团，可以选择性吸收激光的光子能量分子。牙体修复治疗中，激光与组织相互作用的关键主要在于不同激光波长对牙体硬组织特定发色团的亲和力[28]。牙齿冠部的牙体硬组织中，牙釉质体积的86%为无机成分、2%为有机物、12%则为分布于釉柱间质内的水；健康牙本质中，无机成分约占重量的70%、有机物约占20%、水为10%[29]。然而，脱矿龋坏的牙体硬组织中，水分占比可高达54%[30]。牙体硬组织中的发色团主要为釉质与牙本质晶体中的羟基磷灰石和水，可以强有力地吸收电磁波频谱中段的红外波长。当入射激光的光子能量高于牙体硬组织的消融阈值，则光子能量可以转换为热能（即光热效应），从而导致牙体硬组织出现结构的改变。

用于去腐备洞的牙科激光波长均在水中有着很高的吸收峰，其中Er：YAG激光的吸收率（13000cm^{-1}）又显著高于Er：YSGG激光（7000cm^{-1}）和Er，Cr：YSGG激光（4000cm^{-1}）[26-27]。应用Er激光即中红外波长去除龋坏牙体组织的过程中，当激光的入射能量直接传导至釉质或牙本质表面，含水量高的部分即脱矿龋坏牙体组织，其中的表层水分子发色团将优先吸收光子能量，并将其迅速转化为热量。温度快速上升，且热量继续向表层下的水分子传递并扩散，超过水分子的汽化温度，进而导致脱矿龋坏的牙体硬组织逐层碎裂崩解，形成窝洞，而健康的牙体组织则几乎不被影响和改变[31-33]。同时，Er激光的穿透深度较浅，极易被体液吸收，对邻近组织的热扩散作用较小，对周围组织的机械损伤和热损伤均较小。

牙体硬组织的消融率一定程度上取决于入射激光传递至牙体组织中的能量、波长、脉冲持续时间、脉冲波形状、功率、牙体组织的热弛豫时间（Thermal Relaxation Time，即组织吸收一个激光脉冲中大部分能量所需要的时间）和传输模式等[34-35]。对于理想的龋坏腐质消融，适宜波长的激光脉冲持续时间应大致与牙体组织的热弛豫时间相匹配。若脉冲持续时间明显长于组织热弛豫时间，则会导致组织中不必要的热量积聚并传导至深部牙髓组织，同时组织消融碳化产物堆积[36-38]。此外，充分的喷水冷却在激光去腐中也十分重要。龋坏牙体组织的碎裂崩解合并喷水冲洗，可以将消融碎屑及大部分的热量由窝洞排出，研究发现此时牙髓温度的升高不超过5℃，不会受到显著的热量积聚影响[39-40]。

Er激光在龋齿治疗中的应用特点、优势与劣势

Er激光使牙体修复治疗更简便、更精准、更保守，很大程度上减少了不必要的牙髓热损伤，舒适化无痛治疗过程使大多数牙体修复操作即使是深龋去腐备洞也不必使用局部麻醉，从而使多象限的龋齿充填可以一次完成。与传统高速涡轮手机相比，Er激光无振动、噪音轻、无须与组织接触；而且减少了交叉感染、没有玷污层产生、术野清晰、窝洞预备十分清洁；对龋坏组织的去除具有选择性，可最大限度保留健康的牙体组织；同时具有一定的牙本质小管封闭作用，可以有效防止并减轻术后敏感[10,33,41-42]。

随着口腔医学的不断进步以及器材设备的长足发展，口腔舒适化治疗在21世纪有着越来越重要的地位。在牙体修复的诊疗过程中，就诊环境舒适、无痛治疗、微创精准操作等，可以解除患者的不良主观体验、增加患者接受度，并为高质量的治疗效果提供保障。有学者在2008年对26例患者（年龄22~56岁，12名女性，14名男性）共计102颗龋齿进行了治疗，一半病例在去腐备洞时采用Er：YAG激光，另一半使用传统高速涡

轮手机。治疗后对患者进行问卷调查，询问其在治疗过程中疼痛感、噪音感及振动感3个方面的主观体验。结果表明，Er：YAG激光组患者均较涡轮手机组感觉舒适[43]。究其原因，患者接受激光治疗时不感觉疼痛的一种可能解释是，使用Er：YAG激光和高速手机进行牙体预备时的牙齿振动情况不同。有研究显示，Er：YAG激光去腐备洞时，牙齿的平均振动速度为（166±28）μm/s，振动频率为230Hz；而高速涡轮车针引起的牙齿振动速度高达每秒（65±48）mm/s，振动频率为5000Hz。即Er：YAG激光组患牙的振动幅度和振动频率均远远低于高速涡轮手机组，从而进一步证明Er：YAG激光是一种更舒适的治疗手段[44]。同时，涡轮钻针工作时的高频率振动波长更接近患者听觉敏感的峰值，也可引起患者潜在的不适、焦虑和疼痛[45]。另外一个可能的原因是，透射电子显微镜下观察可见，Er：YAG激光在去腐备洞过程中消融破坏了牙本质小管的神经末端，使成牙本质细胞之间神经末端变性，最终导致患者疼痛感减少[46]。

去腐备洞过程中产生的热量对于牙髓的影响也是评估和比较不同诊疗方法优劣的重要指标。有研究表明[47]，采用Er：YAG激光去腐备洞时，在喷水冷却的情况下，髓腔温度升高范围在3℃以内，温度为25～30℃。应用不同的激光治疗工作参数时，髓腔温度升高的最大范围是4～5℃。然而使用传统高速涡轮手机操作时，在开髓之前牙髓的温度就可能已经超过了60℃。此外，对牙釉质、牙本质和牙骨质等不同牙体组织部位进行激光预备后，Oelgiesser和Firoozmand分别的研究均显示[48-49]，髓腔温度会出现不同程度的升高，但均不超过5℃，该温度升高范围也被认为是牙髓活力不受伤害性影响的极限值[50]。其中，在Ⅰ类洞预备中髓腔温度升高最多，在牙骨质和龋坏组织预备中髓腔温度升高最少。

与传统高速手机相比，激光去腐备洞的另一个优势是其表面消毒杀菌作用，可以在一定程度上减少患者术后疼痛以及继发龋的发生率。需要指出的是，在使用适合的激光波长即能量可以被水充分吸收时，使用较低水平的输出功率能够达到很好的杀菌效果，并且温度不会过度升高[51]。Schwarz等的体外研究显示，使用60mJ的低能量照射能够使牙根表面的内毒素和外毒素降低61%～93%[52]。Moritz与Schoop的研究对比了Er：YAG激光、Nd：YAG和Ho：YAG激光的杀菌能力，发现所有受试激光的杀菌率都在99%以上，其中Er：YAG激光则具有最高的杀菌率（99.64%）[53]。此外，激光对于不同菌种的细菌杀灭效果也不同。Schoop等在2004年的研究显示，激光对革兰阴性菌的杀灭效果比革兰阳性菌要好，分析可能与革兰阳性菌厚重的细胞壁结构有关[54]。在该研究所比较的几种激光类型中，Er：YAG激光仍具有最强的杀菌效果。

硬组织激光特别是Er激光，在牙体组织去腐备洞的操作中具备诸多不可替代的优势，具体如下[55]：

（1）舒适无痛，无须麻醉，患者（特别是儿童）接受度高。

（2）选择性去腐，操作微创、精准，最大限度保留健康的牙体组织。

（3）非接触模式操作，无振动，噪音弱。

（4）备洞时可形成较为粗糙的牙体组织表面，利于后续的粘接与充填。

（5）无玷污层，窝洞清洁，并具有一定的消毒杀菌作用。

（6）牙髓升温少，热损伤可能性较低。

（7）封闭牙本质小管，减少术后敏感与疼痛。

（8）治疗复杂病例（例如龋坏达龈下）时，可同时对软组织、硬组织进行处理。

同时不可否认的是，Er激光与传统高速手机相比也有其自身的劣势，主要包括学习曲线较长、设备造价昂贵、硬组织（特别是牙釉质）切割效率低等。因此，术者应结合实际情况，选择合适的操作器械与技术完成治疗。

Er激光治疗龋齿的适应证与相对禁忌证

Er激光凭借其自身出色的应用优势，在龋齿去腐备洞操作中的适应证十分广泛。即便是龋坏累及龈下或近髓深龋等复杂病例，Er激光均可有效处理，在硬组织去腐备洞的同时还可进行必要的牙龈切除术与活髓切断术等。

但值得注意的是，与金刚砂车针或钨钢车针不同的是，Er激光只有其工作尖尖端具有消融与切割作用，工作尖侧方则无效。因此，在病例选择中，当患者开口度有限、患牙龋坏位置不佳（例如下颌第二磨牙远中面等），激光工作尖无法有效垂直定位或进入龋洞，则该病例不适合采用激光进行去腐备洞。

Er激光去腐备洞（图4-2，图4-3）的操作建议

（1）医护人员与患者均应佩戴护目镜。

（2）酌情放置橡皮障进行术野隔离。

（3）将激光手柄工作尖非接触模式定位于牙体组织表面，工作距离1~2mm，并调整工作尖入射角度使其基本垂直于组织面（70°~90°）。

（4）发射激光时，将工作尖在牙体组织表面前后反复小幅度轻扫式移动，切勿持续聚焦于一处，以免导致局部热损伤。

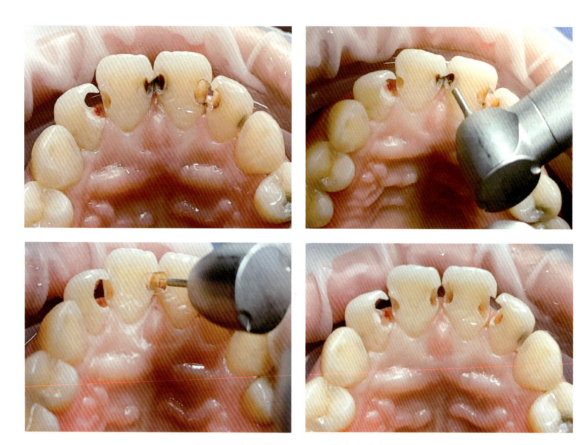

图4-2　上颌前牙Er：YAG激光去腐备洞

（5）配合足量喷水，反复上下小幅度提拉工作尖，充分冷却窝洞内组织面并防止消融碎屑积聚。

（6）脱矿龋坏组织因含水量更多，激光消融时的爆裂声更大。而遇到健康牙体组织则声音较小，可辅助术者特别是初学者进行选择性去腐，保留更多的健康牙体组织。

（7）逐层去除龋坏感染组织，贯彻微创理念。

（8）对于潜掘性龋损，表层牙釉质因含水量较低，可能出现激光消融困难。应注意调整激光束角度使其平行对准釉

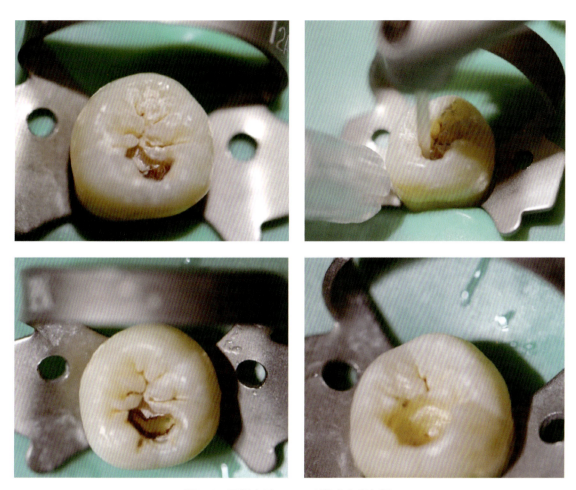

图4-3　下颌磨牙Er：YAG激光去腐备洞

柱长轴、适当增加脉冲能量、降低脉冲频率，或必要时结合高速旋转器械建立入路。

（9）间断配合探针检查去腐备洞进展，以免过量去除牙体组织。

（10）遵循激光设备生产商的指导性意见，结合具体龋损部位、龋损深度以及术者经验等信息，选择合适的工作尖直径、长度、激光工作参数。既要提高工作效率，又要注意防止可能的术后敏感或牙髓损伤。

表4-1　Er：YAG激光作用于不同牙体组织的参数

龋坏部位与深度	激光能量（mJ）	脉冲频率（Hz）	工作尖（直径×长度，mm）	允许最大能量（mJ）	喷水挡位
牙釉质	400~700	20	1.3×19	700	8
牙本质	200	20	1.3×19	700	8
浅龋或龋洞浅层	300	20	1.3×19	700	6~8
深龋或龋洞深层	250	30	1.3×19	700	6~8

以2940nm波长Er：YAG激光（Lite Touch，Israel）为例，列举其用于去腐备洞时的官方工作参数建议（表4-1）。

激光用于龋齿治疗中的安全性考虑

所有用于治疗的激光均不同程度存在激光-组织相互作用中的安全隐患。据不完全统计，每年都会平均发生35起激光医疗事故，而很多激光专家更是表示该数字未能真实反映并且低估了每年实际发生的伤害事件数量[56]。根据国际电子技术委员会以及美国国家标准协会的有关文件规定，常用于口腔牙体组织消融的大功率激光属于Ⅳ级（最高危险等级）激光[57-58]。这些文件还说明了医疗操作中应该遵守的必要安全措施，例如在激光设备明显位置张贴安全警告标识、医护人员与患者均应佩戴安全护目镜等。若操作使用不当，Ⅳ级激光的能量与波长可直接或通过激光束漫反射间接导致严重的永久性眼部、皮肤损伤。此外，非暴露性激光损害也时有发生，例如高温、火灾、化学制品、电击等[59-60]。因此，激光设备的定期维护与安全存放也应得到足够的重视。

总结

　　龋齿的治疗首选需要充分考虑生物学原则，并在正确恢复患牙功能与相邻牙齿接触关系的同时，预防继发龋，兼顾美学效果，为患者提供无痛舒适的诊疗。对牙体修复医师来说，针对病例特点，结合实际情况选用激光辅助甚至替代传统高速手机进行去腐备洞操作大有裨益，效果良好；对患者而言，激光诊疗则可显著缓解焦虑紧张情绪，更加舒适地接受治疗，优势明显。

参考文献

[1] 高学军, 岳林. 牙体牙髓病学[M]. 2版, 北京: 北京大学医学出版社, 2013: 41-53.

[2] Petersen PE, Bourgeois D, Ogawa H, et al. The global burden of oral diseases and risks to oral health[J]. Bull World Health Organ, 2005, 83(9): 661-669.

[3] 高学军, 岳林. 牙体牙髓病学[M] . 2版, 北京: 北京大学医学出版社, 2013: 142-145.

[4] Ozturk B, Usumez A, Ozturk AN, et al. In vitro assessment of temperature change in the pulp chamber during cavity preparation[J]. J Prosthet Dent, 2004, 91(5): 436-440.

[5] Vaughn RC, Peyton FA. The influence of rotational speed on temperature rise during cavity preparation[J]. J Dent Res, 1951, 30(5): 737-744.

[6] Banerjee A, Watson TF, Kidd EA. Dentine caries excavation: a review of current techniques[J]. Br Dent J, 2000, 188(9): 476-482.

[7] Ricketts D, Lamont T, Innes NP, et al. Operative caries management in adults and children[J]. Cochrane Database Syst Rev, 2013, 3.

[8] Bergius M, Breggren U, Bogdanov O, et al. Dental anxiety among adolescents in St. Petersburg, Russia[J]. Eur J Oral Sci, 1997, 105(2): 117-122.

[9] Smith TA, Heaton LJ. Fear of dental care; are we making any progress[J]. J Am Dent Assoc, 2003, 134(8): 1101-1108.

[10] Zhou Xuedong. Dental Caries: Principles and Management[M]. Berlin:

Springer, 2016: 107–115.

[11] Walsh LJ. The current status of laser applications in dentistry[J]. Aust Dent J, 2003, 48:(3): 146–155.

[12] Goldman L, Gray JA, Goldman J, et al. Effect of laser beam impacts on teeth[J]. J Am Dent Assoc, 1965, 70: 601–606.

[13] Melcer J, Chaumette MT, Melcer F, et al. Treatment of dental decay by CO_2 laser beam: preliminary results[J]. Lasers Surg Med, 1984, 4(4): 311–321.

[14] Melcer J. Latest treatment in dentistry by means of the CO_2 laser beam[J]. Lasers Surg Med, 1986, 6(4): 396–398.

[15] 李宏毅, 仇新全, 高梦麟, 等. 掺钕钇铝石榴石激光辐照防龋可能性的初步探索[J]. 北京医学院学报, 1981, 13(1): 43–45.

[16] 北京地区激光防龋协作组. Nd–YAG激光防龋第一代实验样机阶段实验[J]. 激光医学, 1982,(1): 1.

[17] 罗桂云, 李宏毅. Nd–YAG激光辐照离体人牙釉质显微硬度测定[J]. 北京医学院学报, 1985, 17(1): 51–52.

[18] Goodis HE, White JM, Marshall Jr GW, et al. Effects of Nd: and Ho: yttrium–aluminium–garnet lasers on human dentine fluid flow and dental pulp–chamber temperature in vitro[J]. Arch Oral Biol, 1997, 42(12): 845–854.

[19] Seka W, Fried D, Featherstone JD, et al. Light deposition in dental hard tissue and simulated thermal response[J]. J Dent Res, 1995, 74(4): 1086–1092.

[20] Srimaneepong V, Palamara JE, Wilson PR. Pulpal space pressure and temperature changes from Nd: YAG laser irradiation of dentin[J]. J Dent, 2002, 30(7–8): 291–296.

[21] Lan WH, Chen KW, Jeng JH, et al. A comparison of the morphological changes after Nd: YAG and CO_2 laser irradiation of dentin surfaces[J]. J Endod, 2000, 26(8): 450–453.

[22] Yamada MK, Uo M, Ohkawa S, et al. Three–dimensional topographic scanning electron microscope and Raman spectroscopic analysis of the irradiation effect on teeth by Nd: YAG, Er: YAG, and CO_2 lasers[J]. J Biomed Mater Res B Appl Biomater, 2004, 71(1): 7–15.

[23] Keller U, Raab WH, Hibst R. Pulp reactions during erbium YAG laser irradiation of hard tooth structure[J]. Dtsch Zahnarztl Z, 1991, 46(2): 158–160.

[24] Hibst R, Keller U. Mechanism of Er: YAG laser–induced ablation of dental hard substances[J]. Proc SPIE, 1993, 1880: 156–162.

[25] Li ZZ, Code JE, Van De Merwe WP. Er: YAG laser ablation of enamel and dentin of human teeth: determination of ablation rates at various fluences and pulse repetition rates[J]. Lasers Surg Med, 1992, 12(6): 625–630.

[26] Stock K, Hibst R, Keller U. Comparison of Er: YAG and Er: YSGG laser

ablation of dental hard tissues[J]. SPIE, 2000, 3192: 88–95.

[27] Belikov AV, Erofeev AV, Shumilin VV, et al. Comparative study of the 3micron laser action on different hard tissue samples using free running pulsed Er–doped YAG, YSGG, YAP and YLF lasers[J]. SPIE, 1993, 2080: 60–67.

[28] Parker SPA, Darbar AA, Featherstone JDB, et al. The use of laser energy for therapeutic ablation of intraoral hard tissues[J]. J Laser Dent, 2007, 15: 78–86.

[29] 高学军, 岳林. 牙体牙髓病学[M]. 2版, 北京: 北京大学医学出版社, 2013: 8–11.

[30] Ito S, Saito T. Water content and apparent stiffness of non–caries versus caries–affected human dentin[J]. J Biomed Mater Res B Appl Biomater, 2005, 72(1): 109–116.

[31] Featherstone JD, Fried D. Fundamental interactions of lasers with dental hard tissues[J]. Med Laser Applic, 2001, 16(3): 181–194.

[32] Fried D, Visuri SR, Featherstone JD, et al. Infrared radiometry of dental enamel during Er: YAG and Er: YSGG laser irradiation[J]. J Biomed Opt, 1996, 1(4): 455–465.

[33] Hibst R, Keller U. Experimental studies of the application of the Er: YAG laser on dental hard substances: I. Measurement of the ablation rate[J]. Lasers Surg Med, 1989, 9(4): 338–344.

[34] Mercer CE, Anderson P, Davis GR. Sequential 3D X–ray microtomographic measurement of enamel and dentine ablation by an Er: YAG laser[J]. Br Dent J, 2003, 194(2): 99–104.

[35] Mehl A, Kremers L, Salzmann K, et al. 3D volume–ablation rate and thermal side effects eith the Er: YAG and Nd: YAG laser[J]. Dent Mater, 1997, 13(4): 246–251.

[36] Fried D, Zuerlein M, Featherstone JD, et al. IR laser ablation of dental enamel: mechanistic dependence on the primary absorber[J]. Applied Surface Science, 1998, 127–129: 852–856.

[37] Fried D, Ragadio J, Akrivou M, et al. Dental hard tissue modification and removal using sealed transverse excited atmospheric–pressure lasers operating at lambda = 9. 6 and 10. 6μm[J]. J Biomed Opt, 2001, 6(2): 231–238.

[38] Zuerlein MJ, Fried D, Featherstone JD. Modeling the modification depth of carbon dioxide laser–treated dental enamel[J]. Lasers Surg Med, 1999, 25(4): 335–347.

[39] Paghdiwala AF, Vaidyanathan TK, Paghdiwala MF. Evaluation of erbium: YAG laser radiation of hard dental tissues: analysis of temperature changes, depth of cuts and structural effects[J]. Scan Microsc, 1993,

7(3): 989–997.

[40] Oelgiesser D, Blasbalg J, Ben–Amar A. Cavity preparation by Er: YAG laser on pulpal temperature rise[J]. Am J Dent, 2003, 16(2): 96–98.

[41] Hibst R, Keller U. Experimental studies of the application of the Er: YAG laser on dental hard substances: II. Light microscopic and SEM investigations[J]. Lasers Surg Med, 1989, 9: 345–351.

[42] Walsh JT, Flotte TJ, Deutsch TF. Er: YAG laser ablation of tissue: effect of pulse duration and tissue type on thermal damage[J]. Lasers Surg Med, 1989, 9: 314–326.

[43] Henrik Dommisch. Fluorescence–controlled Er: YAG laser for caries removal in permanent teeth: a randomized clinical trial[J]. Europ J Oral Sci, 2008, 116: 170–176.

[44] Kazunori Takamori. Basic Study on Vibrations During Tooth Preparations Caused by High–Speed Drilling and Er: YAG Laser Irradiation[J]. Lasers Surg Med, 2003, 32: 25–31.

[45] Takamori K, Furukawa H, Morikawa Y, et al. Basic study on vibrations during tooth preparations caused by high–speed drilling and Er: YAG laser irradiation[J]. Lasers Surg Med, 2003, 32(1): 25–31.

[46] Inoue H, Izumi T, Ishikawa H, et al. Short–term histomorphological effects of Er: YAG laser irradiation to rat coronal dentin–pulp complex[J]. Oral Surg Oral Med Oral Pathol Oral Radiol Endod, 2004, 97(2): 246–250.

[47] Glockner K, Rumpler J, Ebeleseder K, et al. Intrapulpal temperature during preparation with the Er: YAG laser compared to the conventional bur: an in vitro study[J]. J Clin Laser Med Surg, 1998, 16(3): 153–157.

[48] Oelgiesser D, Blasbalg J, Ben–Amar A. Cavity preparation by Er: YAG laser on pulpal temperature rise[J]. Am J Dent, 2003, 16(2): 96–98.

[49] Firoozmand L, Faria R, Araujo MA, et al. Temperature rise in cavities prepared by high and low torque handpieces and Er: YAG laser[J]. Br Dent J, 2008, 205(1): 28–29.

[50] Mollica FB, Camargo FP, Zamboni SC, et al. Pulpal temperature increase with high–speed handpiece–Er: YAG laser and ultrasound tips[J]. J Appl Oral Sci, 2008, 16(3): 209–213.

[51] Ando Y, Aoki A, Watanabe H, et al. Bactericidal effect of erbium yag laser on periodontopathic bacteria[J]. Lasers Surg Med, 1996, 19(2): 190–200.

[52] Schwarz F, Sculean A, Georg T, et al. Periodontal treatment with an Er: YAG laser compared to scaling and root planing. A controlled clinical study[J]. J Periodontol 2001, 72(3): 361–367.

[53] Moritz A, Schoop U, Goharkhay K, et al. The bactericidal effect of Nd:

YAG, Ho: YAG, and Er: YAG laser irradiation in the root canal: an in vitro comparison[J]. J Clin Laser Med Surg, 1999, 17(4): 161-164.

[54] Schoop U, Kluger W, Moritz A, et al. Bactericidal effect of different laser systems in the deep layers of dentin[J]. Lasers Surg Med, 2004, 35(2): 111-116.

[55] Olivi G, Genovese MD. Laser restorative dentistry in children and adolescents[J]. Eur Arch Paediatr Dent, 2011, 2: 68-78.

[56] McNeil S, Powers J, Sverdrup L. Laser accident case histories. CLSOs' Best Practices in Laser Safety. 5th Edition[M]. Orlando: Laser Institute of America, 2008: 155-172.

[57] Technical Committee 76: Optical radiation safety and laser equipment. IEC 60825-1 Safety of Laser Products -Part 1: Equipment Classification and Requirements. Edition 2. 0[C]. Geneva: International Electrotechnical Commission, 2007.

[58] Laser Institute of America. American National Standard for Safe Use of Lasers in Health Care[S]. Orlando: American National Standards Institute, 2011.

[59] Sweeney C. Laser safety in dentistry[J]. Gen Dent, 2008, 56(7): 653-767.

[60] Sweeney C, Coluzzi D, Parker P, et al. Laser safety in dentistry: a position paper[J]. J Laser Dent, 2009, 17(1): 39-49.

第5章

激光蚀刻在树脂粘接修复中的应用

The role of laser etching in composites restoration

概述

激光蚀刻（Laser Etching）是以低通量激光对预备后的牙体组织进行表面处理（Conditioning of the Surface），实现牙体组织成分和表面特性的适当变化，提高复合树脂材料与牙体组织的粘接性，因此称之为"激光调节（Laser Conditioning）"更为恰当。

激光照射使牙体硬组织产生化学和形态学变化，其程度与牙体组织种类、激光种类和激光参数（脉冲能量、脉冲模式、重复频率、照射时间、照射距离）相关。这些变量决定牙科修复过程的成功和失败[1]。

激光照射后牙体硬组织的变化

激光处理后的牙釉质显示出不规则的表面，羟基磷灰石晶体产生沿釉柱方向的裂纹，并有典型的锁孔形状的釉柱截面和棒状结构。激光处理后的牙本质同样呈现不规则的表面，表面没有玷污层，牙本质小管暴露。管周和管间牙本质含水量不同导致了Er激光对管间牙本质的选择性消融，从而产生袖套状的牙本质小管。

有研究表明[2]，当使用输出能量高于250mJ的Er：YAG激光照射牙釉质时，釉质表面可出现玻璃化表现，牙本质的玻璃化发生在输出能量高于300mJ时。玻璃化现象在熔融牙齿表面的SEM图像中，表现为气泡状或扁平的光泽变化。玻璃化是羟基磷灰石重结晶和形成磷酸钙附加相的结果。玻璃化的程度与牙体组织表面接受的激光照射能量有关。如果辐照部位没有充分水冷却，该区域可能会变热；当使用较高的脉冲能量时，水冷系统也无法阻止微爆炸产生的碎屑黏附在熔化的组织表面。牙釉质含水量低于牙本质，可能更易积累热量，因此出现玻璃化的照射能量低于牙本质。激光的频率和照射时间不会加重玻璃化程度。

使用低能量激光对激光预备后的牙体表面进行调节，可以使开裂的牙釉质表面和牙本质表面的锐利边缘变圆钝、表面变平。

激光处理对牙体粘接的影响

牙釉质粘接是通过磷酸酸蚀，使釉质表面形成蜂窝状微孔层，并有利于粘接树脂在牙面的润湿、铺展和渗入，形成树脂突，从而获得微机械固位，以达到可靠的临床效果。

牙本质富含水分和有机物，牙本质小管液渗出使牙本质成为一个内部湿润的组织，牙本质粘接要比牙釉质复杂困难。牙本质粘接分为全酸蚀和自酸蚀。全酸蚀牙本质粘接，是通过酸蚀去除玷污层并使牙本质表层脱矿，胶原蛋白暴露，通过预处理剂改性，粘接剂进入牙本质小管形成树脂突，与脱矿牙本质胶原纤维网形成混合层，提供微机械固位。自酸蚀牙本质粘接是含有酸性功能单体的酸蚀处理剂溶解或改性玷污层，使牙本质脱矿，同时与钙形成化学键，粘接剂渗入脱矿微隙，发生原位聚合反应形成混合层和树脂突，提供机械/化学固位（图5-1，图5-2）。

经Er：YAG激光预备后的牙面与复合树脂的粘接机理和常规制备的牙体组织有明显不同[3-5]。激光处理后的牙体组织呈现为没有脱矿的粗糙表面、开放的牙本质小管、没有玷污层形成与可靠的窝洞消毒，这被认为有利于牙釉质和牙本质粘接过

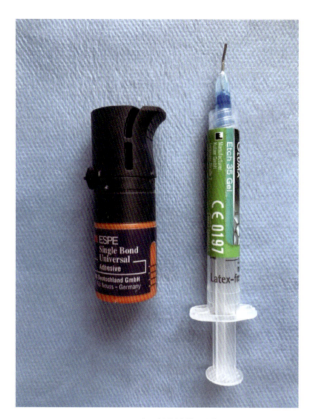

图5-1　全酸蚀粘接系统

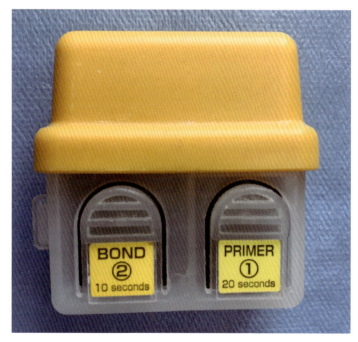

图5-2　自酸蚀粘接系统

程。有研究发现，与使用钻针相比，使用激光制备的牙本质中树脂突更加明显，而且与所使用的粘接剂无关[6]。Kim等还报道，磷酸酸蚀处理的牙釉质与Er：YAG激光处理的牙釉质相比（图5-3），具有更好的耐酸侵蚀性[7]。

与此同时，也有研究发现激光处理可能使牙体组织发生不利于粘接的变化。

牙体表面的玻璃化会对修复材料与牙体组织的粘接产生不利影响[2]。激光照射存在明显不规则性，所以在激光照射组中观察到混合失败的频率更高[8]。

激光处理牙体组织后影响粘接效果的原因可能有以下几种：

磷酸处理

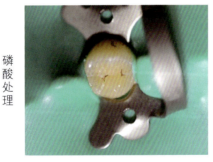 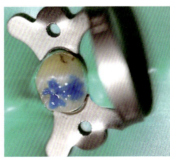 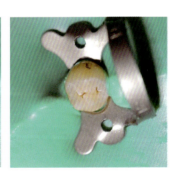

酸蚀前　　　　　　　　　磷酸酸蚀　　　　　　　　　酸蚀后

Er：YAG激光处理

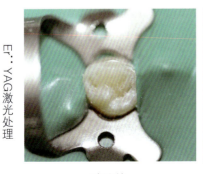 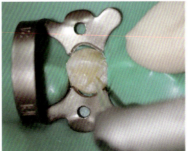 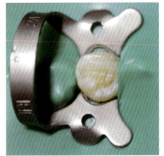

酸蚀前　　　　　　　Er：YAG激光处理　　　　　　酸蚀后

图5-3　磷酸和Er：YAG激光处理牙齿表面对比

（1）热变性层。激光处理的牙本质层中剩余的变性胶原蛋白
纤维被熔融，并且与底层牙本质组织的连接不良，这种
熔融层的存在会限制树脂单体向表面下的管间牙本质扩
散，导致树脂–牙本质结合强度降低[3]。亚表面的破坏超
过了混合层的厚度使基底变弱[9-11]。热改性层[12-14]亚表
面损伤和与自酸蚀黏合剂的混合不足可能导致抗拉粘接
强度较低。

（2）渗透不良，混合不均。在激光照射的牙本质表面形成不
均匀的混合层，粘接界面中可见大部分区域的树脂向管
周的牙本质渗透不良，形成较薄的树脂突。既没有漏斗
状的形态，也没有侧支[11,15]。

（3）牙本质组织中微骨折的形成[3,16-17]。激光束产生的热可引
起位于其照射区域下的牙本质温度急剧升高。由于牙本
质组织的热扩散系数低，热量不分散，而是集中在激光
表面以下的有限区域内。因此，激光输出的快速而稳定
的热量使激光表面下的牙本质发生强烈的热膨胀，并在
随后的冷却阶段快速收缩，导致较高的内部张力[18-20]。
此外，光能可以以碰撞波的形式传输到底层牙本质层。

（4）Er：YAG激光照射后降低了牙体硬组织的碳磷比，影响
牙本质的溶解性与渗透性，并形成更稳定和更耐酸的化
合物。从而阻碍了离子粘接剂的化学黏附以及酸蚀和预
处理剂的活性[21]。

关于激光处理后粘接微渗漏的问题也有不同结论。有研究
表明，激光预备牙本质和钻切削牙本质相比，在微渗漏测试方
面有相似或更好的结果[22-23]。但是，在对激光预备和钻切削的
窝洞使用传统酸蚀与Er：YAG激光调理相比，传统酸蚀在微渗

漏测试中有更好的边缘封闭性。因此，釉质与复合树脂粘接界面不建议使用激光蚀刻[24-25]。还有其他研究也报道了激光处理组边缘适应性差和较高微渗漏，这可能与使用某些参数照射后牙本质亚表面形成微裂纹有关[12,26]。

激光处理的参数选择

使用激光进行牙齿表面调节所需的能量密度要比用于牙体预备的能量密度低[27]。但是，目前尚未确定提供最佳牙本质粘接强度的精确激光设置和参数。有研究指出，Er：YAG激光的脉冲频率增加，显著降低树脂与牙本质的结合强度[28]。也有学者观察到用100mJ、10Hz处理的牙本质表面提供的粘接强度明显高于其他组[29]。而其他学者指出在60mJ、80mJ和100mJ在2Hz下处理的牙本质样品的结合强度之间没有发现显著性差异[30]。

激光处理牙本质粘接强度的差异归因于变性牙本质层的不同化学性质或物理性质。以前的研究表明，变性的牙本质层的厚度可能取决于Er：YAG激光器的输出能量，而质量可能取决于激光器的脉冲频率[29]。脉冲频率增加会降低射激光脉冲能量，这可能会减少机械损伤，但也会导致热效应增加[31]。较短的激光脉冲可将热损伤最小化，从而增加牙本质与复合树脂的粘接性[32]。因此，Er：YAG激光的各种参数对牙本质结构，特别是对胶原纤维网络的影响尚不清楚。此外，牙本质表面暴露于较高的激光能量下可能会引起更严重牙髓损伤。因此，在牙本质表面处理中必须使用能够获得最佳树脂-牙本质结合强度的最小能量。

总结

　　目前，应用Er：YAG激光对牙釉质和牙本质进行牙体表面调节还没有"金标准"。没有一项研究能够证实激光处理可以获得与传统的酸蚀一样有效的牙釉质和牙本质粘接处理。有研究甚至认为[33]，激光制备的窝洞似乎比传统钻针预备的窝洞更不容易接受粘接。虽然Er：YAG激光照射后的牙齿硬组织没有玷污层，在粘接之前，仍需要对牙釉质和牙本质进行酸蚀。酸蚀显著增加激光处理后的牙釉质和牙本质的黏附性，这一操作步骤不应跳过[34]。

　　目前，关于激光处理牙体硬组织粘接效果的研究虽然不少，但是并没有信息明确的标准流程。因此，得到了很多相互矛盾的结果，同时也使得各结果之间难以比较。除了激光参数（脉冲能量、脉冲模式、重复频率、照射时间、照射距离），粘接系统以及复合树脂的类型也对粘接强度有影响。因此，还需要进一步研究来确定一个更有效的Er：YAG激光操作标准流程来达到更高的粘接强度。

参考文献

[1] Rohanizadeh R, LeGeros R, Fan D. Ultrastructural properties of laser-irradiated and heat-treated dentin[J]. J Dent Res, 1999, 78(12): 1829-1835.

[2] Delmé KI, De Moor RJ. Scanning electron microscopic evaluation of enamel and dentin surfaces after Er: YAG laser preparation and laser conditioning[J]. Photomed Laser Surg, 2007, 25(5), 393-401.

[3] Ceballos L, Toledano M, Osorio R. Bonding to Er-YAG-laser-treated dentin[J]. J Dent Res, 2002, 81: 119-122.

[4] De Moor, DelmÈ. Erbium lasers and adhesion to tooth structure[J]. J Oral Laser Appl, 2006, 6: 7–21.

[5] Sassi J, Chimello D, Borsatto M. Comparative study of the dentin/ adhesive systems interface after treatment with Er: YAG laser and acid etching using scanning electron microscope[J]. Lasers Surg Med, 2004, 34: 385–390.

[6] Aranha A, De Paula E, Gutknecht N. Analysis of the interfacial micromorphology of adhesive systems in cavities prepared with Er, Cr: YSGG, Er: YAG laser and bur[J]. Microsc Res Tech, 2007, 70(8): 745–751.

[7] Kim JH, Kwon OW, Kim HI, et al. Acid resistance of erbium–doped yttrium aluminum garnet laser–treated and phosphoric acid–etched enamels[J]. Angle Orthod, 2006, 76: 1052–1056.

[8] Cardoso MV, de Almeida Neves A, Mine A, et al. Current aspects on bonding effectiveness and stability in adhesive dentistry[J]. Aust Dent J, 2011, 56: 31–44.

[9] Van Meerbeek B, De Munck J, Yoshida Y, et al. Buonocore memorial lecture. Adhesion to enamel and dentin: current status and future challenges[J]. Oper Dent, 2003, 28: 215–235.

[10] De Munck J, Van Meerbeek B, Yudhira R, et al. Microtensile bond strength of two adhesives to Erbium: YAG–lased vs. bur–cut enamel and dentin[J]. Eur J Oral Sci, 2002, 110: 322–329.

[11] de Oliveira MT, Arrais CA, Aranha AC, et al. Micromorphology of resin dentin interfaces using one–bottle etch&rinse and self–etching adhesive systems on laser–treated dentin surfaces: a confocal laser scanning microscope analysis[J]. Lasers Surg Med, 2010, 42: 662–670.

[12] Moretto SG, Azambuja N Jr, Arana–Chavez VE, et al. Effects of ultramorphological changes on adhesion to lased dentin–scanning electron microscopy and transmission electron microscopy analysis[J]. Microsc Res Tech, 2011, 74: 720–726.

[13] Ramos TM, Ramos–Oliveira TM, Moretto SG, et al. Microtensile bond strength analysis of adhesive systems to Er: YAG and Er, Cr: YSGG laser–treated dentin[J]. Lasers Med Sci, 2014, 29: 565–573.

[14] Tachibana A, Marques MM, Soler JM, et al. Erbium, chromium: yttrium scandium gallium garnet laser for caries removal: influence on bonding of a self–etching adhesive system[J]. Lasers Med Sci, 2008, 23: 435–441.

[15] Cardoso MV, Coutinho E, Ermis RB. Influence of Er, Cr: YSGG laser treatment on the microtensile bond strength of adhesives to dentin[J]. J Adhes Dent, 2008, 10: 25–33.

[16] Delmé KIM, Cardoso MV, Mine A, et al. TEM examination of the interface between a resin–modified glass–ionomer and Er: YAG laser–irradiated dentin[J]. Photomed Laser Surg, 2009, 27: 317–323.

[17] Giachetti L, Scaminaci Russo D, Scarpelli F, et al. SEM analysis of dentin treated with the Er: YAG laser: a pilot study of the consequences resulting from laser use on adhesion mechanisms[J]. J Clin Laser Med Surg, 2004, 22: 35–41.

[18] Bakry AS, Sadr A, Takahashi H, et al. Analysis of Er: YAG lased dentin using attenuated total reflectance Fourier transform infrared and X–ray diffraction techniques[J]. Dent Mater J, 2007, 26: 422–428.

[19] Hossain M, Nakamura Y, Murakami Y, et al. A comparative study on compositional changes and Knoop hardness measurement of the cavity floor prepared by Er: YAG laser irradiation and mechanical bur cavity[J]. J Clin Laser Med Surg, 2003, 21: 29–33.

[20] Jepsen S, Açil Y, Peschel T, et al. Biochemical and morphological analysis of dentin following selective caries removal with fluorescence–controlled Er: YAG laser[J]. Lasers Surg Med, 2008, 40: 350–357.

[21] Ari H, Erdemir A. Effects of endodontic irrigation solutions on mineral content of root canal dentin using ICP–AES technique[J]. Journal of Endodontics, 2005, 31(3): 187–189.

[22] Hossain M, Yamada Y, Nakamura Y. A study on surface roughness and microleakage test in cavities prepared by Er: YAG laser irradiation and etched bur cavities[J]. Lasers Med Sci, 2003: 18: 25–31.

[23] Souza A de, Corona S, Palma Dibb R. Influence of Er: YAG laser on tensile bond strength of a self–etching system and a flowable resin in different dentin depths[J]. J Dent, 2004, 32: 269–275

[24] Armengol V, Jean A, Enkel B. Microleakage of class V composite restorations following Er: YAG and Nd: YAP laser irradiation compared to acid–etch: an in vitro study[J]. Lasers Med Sci. 2002, 17: 93–100.

[25] Palma Dibb, Milori Corona S, Borsatto. Assessing microleakage on class V composite resin restorations after Er: YAG laser preparation varying the adhesive systems[J]. J Clin Laser Med Surg. 2002, 20: 129–133.

[26] De Oliveira MT, Reis AF, Arrais CA, et al. Analysis of the interfacial micromorphology and bond strength of adhesive systems to Er: YAG laser–irradiated dentin[J]. Lasers Med Sci, 2013, 28: 1069–1076.

[27] Esteves–Oliveira M, Carvalho WL, Eduardo Cde P. Influence of the additional Er: YAG laser conditioning step on the microleakage of class V restorations[J]. J Biomed Mater Res, 2008, 87(2): 538–543.

[28] Goncalves M, Corona SA, Borsatto MC. Influence of pulse frequency Er: YAG laser on the tensile bond strength of a composite to dentin[J]. Am J

Dent, 2005, 18(3): 165–167.

[29] Aizawa K, Kameyama A, Kato J. Influence of free-hand vs uniform irradiation on tensile bond strength in Er: YAG-lased dentin[J]. J Adhes Dent, 2008, 10(4): 295–299.

[30] Monghini EM, Wanderley RL, Pecora JD. Bond strength to dentin of primary teeth irradiated with varying Er: YAG laser energies and SEM examination of the surface morphology[J]. Lasers Surg Med, 2004, 34(3): 254–259.

[31] Li ZZ, Code JE, Van De Merwe WP. Er: YAG laser ablation of enamel and dentin of human teeth: determination of ablation rates at various fluences and pulse repetition rates[J]. Lasers Surg Med, 1992, 12(6): 625–630.

[32] Sheth K, Staninec M, Sarma A. Selective targeting of protein, water, and mineral in dentin using UV and IR pulse lasers: the effect on the bond strength to composite restorative materials[J]. Lasers Surg Med, 2004, 35(4): 245–253.

[33] Koumpia E, Kouros P, Zafifiriadis L. Bonding of adhesives to Er: YAG laser-treated dentin[J]. Eur J Dent, 2012, 6: 16–23.

[34] Pires P, Ferreira J, Oliveira S. Shear bond strength and SEM morphology evaluation of different dental adhesives to enamel prepared with Er: YAG laser[J]. Contemp Clin Dent, 2013, 4: 20–26.

第6章

激光在活髓保存中的应用

The role of laser in vital pulp therapy

概述

活髓保存的治疗是指当牙髓的损伤可逆或局限时,应用保护性的药物防止牙髓继续损伤并促进牙髓组织的愈合,以达到保存牙髓活性的目的的治疗方法,适用于乳牙、年轻恒牙以及处于可复性牙髓炎阶段的恒牙。活髓保存治疗方法包括盖髓术和牙髓切断术,其中盖髓术又可分为直接盖髓术及间接盖髓术[1]。

直接盖髓术是指在严格消毒无菌条件下,将氢氧化钙或MTA等盖髓剂[2]直接覆盖于牙髓暴露处,使牙髓组织免于新的损伤刺激,促进牙髓愈合修复,以保存牙髓活力的方法。主要适用于根尖孔尚未发育完全,因机械性、外伤或龋源性因素点状露髓的年轻恒牙或根尖已经发育完全的意外穿髓或外伤性露髓,且穿髓孔直径不超过0.5mm的恒牙[3]。

间接盖髓术主要用于治疗深龋坏极其近髓,但无牙髓症状的患牙或深龋所致可复性牙髓炎的患牙。首先,去除大部分龋坏的牙体组织;然后,选择性地保留近髓处的软化牙本质(脱矿区、硬化层);最后,覆盖盖髓剂促进牙体组织的再矿化和修复性牙本质的形成,以达到保存牙髓活力的目的。

牙髓切断术是指去除炎症的牙髓组织后,使用盖髓剂覆盖于牙髓断面促进其愈合,保存剩余的健康活髓的治疗方法。该法适用于无明显疼痛史,无叩诊敏感、肿胀、松动,影像学无异常的露髓牙齿[4-5]。具体操作为:首先,用锐利挖匙或球钻去除感染牙髓;然后,用大量的生理盐水冲洗髓腔去除牙本质碎屑和牙髓残片等碎屑;再然后,使用湿棉球压迫牙髓断面;最后,止血后将活髓保存剂覆盖于根管口牙髓断面(图6-1)。

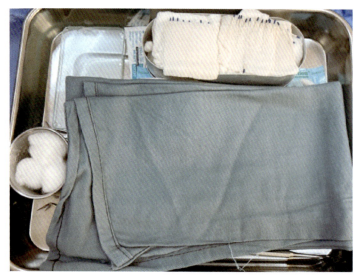

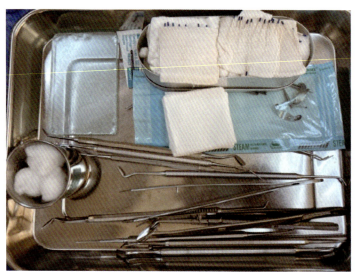

图6-1 活髓切断手术器械

传统活髓保存治疗的局限性

活髓保存一直以来是学者们追求的临床目标，目前盖髓术和牙髓切断术在一定范围内取得了很好的临床效果。治疗过程中感染是否去净、是否得到控制是成功与否的关键因素。目前临床对于发生于牙体硬组织中的感染的去除主要依赖高速旋转的器械，例如涡轮手机和车针等。但这种传统的机械去除法存在很多局限性。首先，高速涡轮钻切割后的牙体组织表面往往形成一层包含细菌等感染物的玷污层，导致感染不能被彻底清除。其次，机械操作时的压力、器械摩擦产生的热、冷却过程造成的脱水等因素很可能对牙髓组织造成不可逆的损伤[1]。有研究表明，高速旋转器械产生并传导的热量可使局部温度上升至少20℃[6-7]。与此同时，高速旋转器械操作时的噪音和振动通常可造成患者不同程度的牙科焦虑与不适，特别是儿童患者[8-9]。

　　如何有效地促进牙髓组织的愈合也是决定活髓保存是否成功的因素。其中盖髓材料在活髓保存治疗中至关重要。临床常用盖髓材料包括氢氧化钙、三氧化矿物凝聚体（Mineral Trioxideaggregate，MTA）、新型生物陶瓷材料iRoot BP Plus等。氢氧化钙曾被普遍认为是用于活髓保存治疗的黄金标准材料，但氢氧化钙诱导形成的牙本质桥不完整，存在管状缺陷和微渗漏、黏附性差、溶解性高并且随着时间降解、不能长期发挥作用等缺点，已不作为首选盖髓材料[10-11]。MTA因具有良好的生物相容性也已经被广泛用于活髓保存治疗中，但因MTA存在固化时间长、使用时需手工调拌粉液混合操作不便、使用后牙齿易变色等不足，在临床应用中存在一定的局限性。新型生物陶瓷材料iRoot BP Plus的主要成分包括硅酸钙、氧化锆、氧化钽、硫酸钙、磷酸钙等，与MTA同为硅钙类生物陶瓷材料，研究表明二者具有相似的理化和生物学性能，同时iRoot BP Plus具有节省椅旁时间、不使牙齿变色、即取即用便于操作等优点[12-13]，已越来越多地应用于活髓保存治疗[14]。然而，由于盖髓材料是利用固化过程中生成强碱性的氢氧化钙来起到杀菌作用，而iRoot BP Plus固化时间短，因此存在不能持续释放氢氧根离子、难以长期维持抗菌性能的问题[15-16]。

激光在活髓保存中的应用

近年来，研究者们逐渐发现激光可以应用于活髓保存治疗，并能帮助提高治疗的成功率。

Mareddy等使用810nm二极管激光对活髓切断术进行了组织学评估并得出结论：激光似乎是活髓切断术的可接受替代方案[17]。Ghassem Ansar等[18]也比较了二极管激光牙髓切断术与传统牙髓切断术应用于乳牙时的差异。结果显示：二极管激光牙髓切断术和传统牙髓切断术在治疗效果上无显著性差异。2015年，Yazdanfar等[19]比较了传统方法与半导体激光辅助方法在直接盖髓术中的效果，研究将10例年龄12～40岁的患者随机分为实验组和对照组，分别采用常规治疗和808nm半导体激光辅助治疗。结果表明，激光盖髓术比传统技术更有效地提高了龋病患者盖髓治疗的效果。国内学者郭怡丹等[20]将Er：YAG激光用于比格犬牙髓切断术，发现利用200mJ/20Hz及100mJ/20Hz Er：YAG激光去除牙髓后，下方根髓未见异常，牙本质桥生成情况优于机械去髓组，证明激光去除冠髓的牙髓切断术方法可行。该研究认为激光有非接触工作模式，具有杀菌、炎症反应低、促进牙本质桥快速生成等特点，使其在牙髓切断术中有一定的优势。Yamakawa S等[21]也发现Er：YAG激光和二极管激光均可以激活牙髓细胞的基质金属蛋白酶，提高细胞增殖及凋亡速度，这可能是提高牙髓切断术成功率的原因。

在直接盖髓术的应用方面，Yazdanfar I等[22]发现808nm半导体激光可以应用于龋源性露髓牙直接盖髓术。张彬等学者[23]探讨了二极管激光联合氢氧化钙行直接盖髓术是否可以提高深龋露髓患牙的保髓成功率。该研究选取深龋露髓患牙100例，随机分为试验组和对照组，每组各50例。试验组以功率1.5W、波长808nm、直径320μm、距离2~3mm、连续波激光照射露髓点2s，控制出血；以功率1W、波长808nm、直径320μm、距离2~3mm、连续波激光每2mm照射1s进行窝洞净化，用氢氧化钙制剂盖髓；对照组直接采用氢氧化钙制剂盖髓。随访观察1年后，评估2组患牙的牙髓活力，结果显示：半导体激光联合氢氧化钙用于深龋露髓患牙直接盖髓术，可明显提高保髓成功率。2020年，Wang M等[24]研究了Er：YAG激光应用于龋损露髓恒牙直接盖髓术的疗效，研究中常规组采用氢氧化钙盖髓，激光辅助组则采用Er：YAG激光（10Hz、50mJ）照射后再使用氢氧化钙盖髓。12个月时，常规组和激光辅助组的成功率分别为68.2%及91.7%。结果表明，激光辅助治疗可延长直接盖髓术后牙齿的生存时间，Er：YAG激光改善了传统直接盖髓的效果，副作用小，可用于临床。

激光应用于活髓保存治疗的优势

将激光应用于活髓保存治疗具有以下优势[25]：

（1）协助封闭牙本质小管功能：激光可去除牙本质的玷污层，使盖髓材料紧密封闭牙本质小管，保证了结合界面的严密性，防止细菌的进入；激光可造成牙本质表面的熔融，形成的熔融颗粒可封闭牙本质小管，降低牙髓的敏感性，从而减轻盖髓材料对牙髓的刺激，也可阻止细菌进入牙本质小管。

（2）杀菌功能：在整个窝洞制备过程中，激光可起到杀菌作用，对暴露的牙髓及其周围环境均有杀菌作用。

（3）止血功能：传统的牙髓止血方法是生理盐水大量冲洗，若出血量仍较大，则在出血部位使用润湿后的小棉球压迫止血。然而，传统的治疗方法耗时且效果不佳。血红蛋白对半导体激光具有较高的吸收率，因而半导体激光可以起到很好的止血作用。

（4）处理牙髓组织断面时对牙髓的损伤小：在传统的活髓切断术中，挖匙、球钻可能会导致牙髓组织的牵张，进而导致继发炎症；激光的非接触模式作用形式可以有效降低对牙髓组织的损伤。

（5）生物刺激功能：低能量激光具有生物刺激作用，可有效减轻牙髓的炎症反应、促进细胞增殖以及控制活髓的局部钙化[26]。

激光在杀灭细菌、减少牙髓断面出血上的作用已得到证实，但临床应用上仍缺乏系统的长期随访资料，未能制定国际统一的临床操作规范。随着研究的完善，作为活髓保存治疗的辅助手段，激光的应用会越来越普遍。

附图：Er激光应用于活髓保存治疗病例（图6-2～图6-4）。

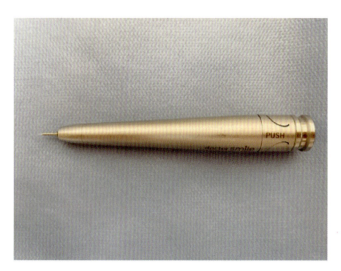

图6-2　Er激光手柄

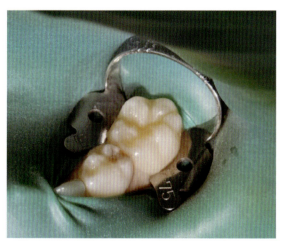
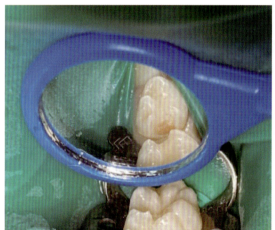
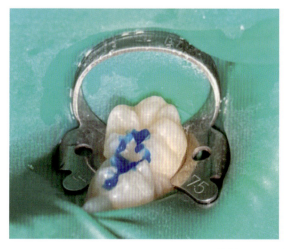
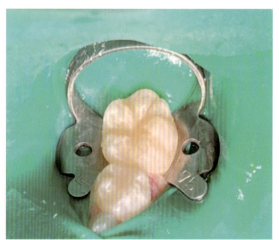

图6-3　使用Er：YAG激光进行间接盖髓治疗

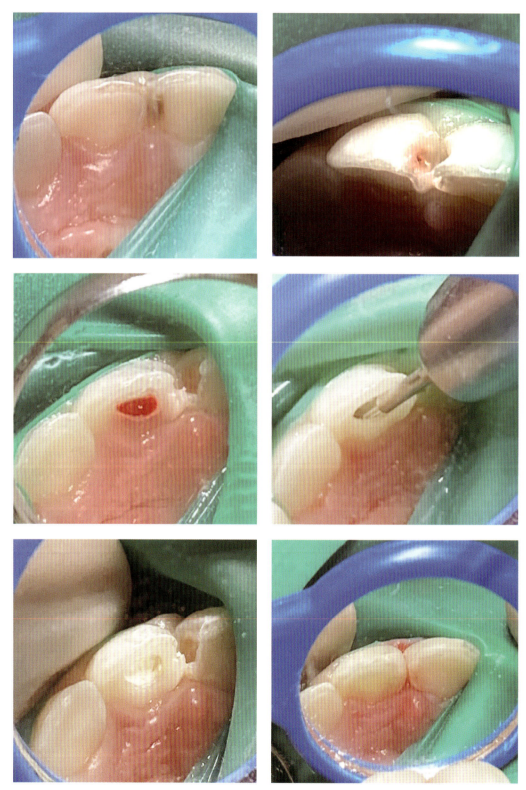

图6-4　使用Er：YAG激光进行乳牙活髓切断治疗

参考文献

[1] 高学军, 岳林. 牙体牙髓病学[M]. 2版, 北京: 北京大学医学出版社, 2013, 41–53, 142–145.

[2] Buckley JP. The chemistry of pulp decomposition with rational treatment for this condition and its sequelae[J]. J Am Dent Assoc, 1904, 3: 764.

[3] Qudeimat MA, Al–Saieh FA, AL–Oari Q, et al. Restorative decisions for deep proximal carious lesions in primary molars[J]. Eur Arch Paediatr Dent, 2007, 8: 37–42.

[4] Fuks A. Vital pulp therapy with new materials for primary teeth: new directions and treatment perspectives[J]. J Endod, 2008, 34(7): 18–24.

[5] Fuks AB, Kupietzky A, Guelmann M. Pulp therapy for the primary dentition[J]. Pediatr Dent, 2019: 329–351.

[6] Ozturk B, Usumez A, Ozturk AN, et al. In vitro assessment of temperature change in the pulp chamber during cavity preparation[J]. J Prosthet Dent, 2004, 91(5): 436–440.

[7] Vaughn RC, Peyton FA. The influence of rotational speed on temperature rise during cavity preparation[J]. J Dent Res, 1951, 30(5): 737–744.

[8] Bergius M, Breggren U, Bogdanov O, et al. Dental anxiety among adolescents in St. Petersburg, Russia[J]. Eur J Oral Sci, 1997, 105(2): 117–122.

[9] Smith TA, Heaton LJ. Fear of dental care; are we making any progress[J]. J Am Dent Assoc, 2003, 134(8): 1101–1108.

[10] Hilton TJ. Keys to clinical success with pulp capping: a review of the literature[J]. Oper Dent, 2009, 34(5): 615–625.

[11] Andelin WE, Shabahang S, Wright K, et al. Identification of hard tissue after experimental pulp capping using dentin sialoprotein(DSP) as a marker[J]. J Endod, 2003, 29(10): 646–650.

[12] Öncel Torun Z, Torun D, Demirkaya K, et al. Effects of iiRoot BP and white mineral trioxide aggregate on cell viability and the expression of genes associated with mineralization[J]. Int Endod J, 2015, 48(10): 986–993.

[13] Zhang S, Yang X, Fan M. BioAggregate and iRoot BP Plus optimize the proliferation and mineralization ability of human dental pulp cells[J]. Int Endod J, 2013, 46(10): 923–929.

[14] 董艳梅. 活髓保存治疗与生物活性盖髓剂的临床现状与研究[J]. 中华口腔医学杂志, 2014, 49(5): 268–271.

[15] Hansen SW, Marshall JG, Sedgley CM. Comparison of intracanal EndoSequence Root Repair Material and ProRoot MTA to induce pH

changes in simulated root resorption defects over 4 weeks in matched pairs of human teeth[J]. J Endod, 2011, 37(4): 502-506.

[16] 王爽, 刘鹤, 赵双云, 等. 两种生物陶瓷材料用于乳磨牙牙髓切断术的随机对照研究[J]. 中华口腔医学杂志, 2021, 56(02): 145-151.

[17] Mareddy A, Mallikarjun Shanthala B, Shetty P, et al. Histological evaluation of diode laser pulpotomy in dogs[J]. J Oral Laser Appl, 2010, 10(1): 7-16.

[18] Ghassem A, Aida C, Reza F, et al. Clinical and radiographic evaluation of diode laser pulpotomy on human primary teeth: Diode Laser pulpotomy of primary teeth[J]. Laser Ther, 2018, 27(3): 187-192.

[19] Yazdanfar I, Gutknecht N, Franzen R. Effects of diode laser on direct pulp capping treatment[J]. Lasers Med Sci, 2014, 30(4): 1237-1243.

[20] 郭怡丹, 张笋. Er: YAG激光用于比格犬牙髓切断术[J]. 北京大学学报(医学版), 2016(48): 714-719.

[21] Yamakawa S, Niwa T, Karakida T, et al. Effects of Er: YAG and Diode Laser Irradiation on Dental Pulp Cells and Tissues[J]. Int J Mol Sci, 2018, 19(8): 2429.

[22] Yazdanfar I, Barekatain M, Zare Jahromi M. Combination effects of diode laser and resin-modified tricalcium silicate on direct pulp capping treatment of caries exposures in permanent teeth: a randomized clinical trial[J]. Lasers Med Sci, 2020, 35(8): 1849-1855.

[23] 张彬, 杨贝贝, 郜珍燕, 等. 半导体激光辅助直接盖髓术在龋源性露髓患牙中的效果评价[J]. 上海口腔医学, 2020, 29(5): 554-556.

[24] Wang M, Ma L, Li Q, et al. Efficacy of Er: YAG laser-assisted direct pulp capping in permanent teeth with cariously exposed pulp: A pilot study[J]. Aust Endod J, 2020, 46(3): 351-357.

[25] 张英, 崔丹. 激光在直接盖髓术中应用的研究进展[J]. 中国实用口腔科杂志, 2018, 11(11): 645-649.

[26] Komabayashi T, Ebihara A, Aoki A. The use of lasers for direct pulp capping[J]. J Oral Sci, 2015, 57(4): 277-286.

第7章

激光在根管治疗中的应用

Laser application in root canal therapy

概述

　　根管治疗术的核心思想是感染控制，它包括两个方面：一是彻底去除根管内的感染源；二是杜绝再感染。通过机械和化学的方法预备根管，可以清除根管内感染源，再通过严密的封闭根管，堵塞空腔，消灭再感染的途径。因此，根管预备、根管消毒和根管充填成为了根管治疗成功的关键。三者相辅相成，缺一不可。

根管感染相关因素

1. 生物膜

　　越来越多的证据显示，在感染根管中，细菌定植的主导模式是细菌附着在根管壁并形成生物膜[1-5]。

　　生物膜为细菌生存创造一个良好环境，使细菌提升对外界环境变化的耐受力。生物膜不仅可以在主根管壁上观察到，在根尖分歧、侧支根管和峡区也能检测到细菌生物膜[6-8]，在一些难治性根尖炎患牙中，根尖外表面也能检测到细菌生物膜[9-11]。而根尖周病变越大，根管根尖处存在细菌生物膜的可能性也越大[2]。

　　由于牙本质小管的直径比大多数细菌大，覆盖在根管壁的生物膜中的细菌能够侵入并定植于牙本质小管内。在70%~80%根尖炎中，可观察到牙本质小管感染[12-13]，在一些感染根管中，在牙本质小管300μm处可检测到细菌的存在[5]，在持续性根尖周炎的经治根管中，粪肠球菌是导致继发性感染的优势菌，对外界的物理、化学作用有较强的抵抗力，能够侵入深达1000μm处的牙本质小管内[14-15]。而临床上常用的根管冲洗液渗透深度均不超过160μm，难以去除定植于牙本质小管深层的细菌，黏附在根管峡区，侧支根管的细菌更增加了清除的难度。如何更好地清除感染根管内的微生物，是根管治疗成功的关键。

2. 玷污层

根管预备过程中会产生牙本质碎屑，这些牙本质碎屑混合根管内的细菌、坏死组织等形成玷污层黏在根管内壁上，浅层多位于根管壁1~2μm，深层可深达牙本质小管40μm[16]。玷污层不仅会阻碍根管消毒剂以及根尖封闭剂的抗菌成分向牙本质小管的渗入，也会妨碍根管充填材料与根管内壁的紧密贴合，使根尖微渗漏增加[17]。因此，根管治疗过程中对玷污层的清理能有效降低根微渗漏的发生率。去除玷污层的方法有化学法、超声法、激光法。有研究发现[18]，玷污层的去除能使更多的牙本质小管开放，从而增加了根管充填材料与根管内壁的适应性，减少根尖微渗漏。

Peters等[19]研究证明，使用4种不同镍钛（NiTi）器械预备技术对根管进行机械预备后，仍有超过35%的根管壁未被接触。事实上无论使用何种根管预备技术，在机械化学预备过程中，根管内仍有一部分区域可能未被预备[20-21]，未被预备的区域中仍然可能存在坏死碎屑和细菌。因此，X线片上看起来根充很完善的根管治疗并不能确保根管系统已经被彻底清理和充填[22-23]。微生物感染是根管治疗失败的直接原因[24-27]，这也解释了为什么有些看起来做得很好的根管治疗，仍然存在根尖周病变。

根管冲洗和消毒的传统方法

　　化学冲洗和消毒是清除根管内感染的重要手段，目前公认的根管冲洗方式是在根管预备中使用2.5％次氯酸钠结合17％EDTA冲洗根管。次氯酸钠的水溶液具有广谱杀菌效力（图7-1），能溶解牙髓及坏死组织以及根管壁胶原组织的能力，是目前仅有的能够破坏和清除细菌生物膜的制剂，但是次氯酸钠不能去除玷污层。17％EDTA作为另一种常用的冲洗液，直接作用是去除玷污层并暴露牙本质小管，与次氯酸钠配

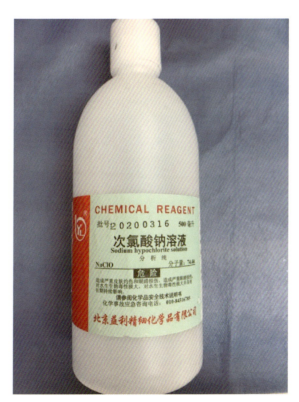

图7-1　5.25％的次氯酸钠溶液

合使用，可以促进次氯酸钠的杀菌效果。17%EDTA冲洗根管推荐时间是1min[28]，使用EDTA冲洗根管后，应再用次氯酸钠溶液做终末冲洗，一方面可以中和EDTA的酸性，另一方面有利于次氯酸钠渗入牙本质小管（经EDTA清除玷污层后暴露开口的牙本质小管）中发挥杀菌效果。

超声荡洗作为加强根管冲洗效果的辅助手段，其优势在于高频振动的工作尖可以在冲洗剂中产生空穴效应和超声流，对于根管峡部和侧支根管的清理效果优于常规的根管冲洗。使用超声器械不当也会出现并发症，例如台阶形成、荡洗针折断。因此，在使用超声荡洗时，需注意荡洗针不能与根管壁碰触，不能越过根管弯曲部，采用被动间断荡洗的方式（图7-2）。

尽管研究显示，根管治疗一次完成和多次完成的成功率并无统计学差异，所以提倡尽量一次完成根管治疗，但在某些情况下如果治疗时间不允许，根管感染严重，根尖有渗出等仍然需要根管内封药。而氢氧化钙作为使用最广泛的诊间根管消毒药物，pH呈碱性，能溶解坏死组织、细菌及其产物，且具

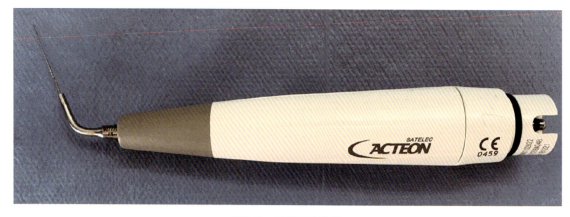

图7-2　超声荡洗装置

有生物相容性好、刺激骨组织形成的功能。因此，成为临床上首选的根管消毒药物。但是根管壁上残余的氢氧化钙糊剂可影响根管充填材料的封闭性，使根管治疗的失败率增加。因此，根管充填前应彻底清理根管壁上残留的氢氧化钙，与传统的注射器冲洗相比，超声荡洗清除氢氧化钙的作用更好，但仍有约24%的残留[29-31]，尤其在根尖区的氢氧化钙更难以清除。

激光作用于根管消毒的原理：热效应和活化根管冲洗液

1. 热效应

激光照射瞬间形成的热量，可以使根管内的牙本质碎屑气化，能够杀死根管内壁上的细菌微生物，清除玷污层，并可以使根管壁的牙本质小管熔融封闭，减少微渗漏[32-33]。

2. 活化根管冲洗液

（1）激光活化荡洗（LAI）

激光活化荡洗是通过在根管内注入冲洗液，将光导纤维插入到根管内反复提拉发挥作用，与次氯酸钠、EDTA联合使用，效果更好。

激光活化荡洗的原理：激光照射到液体小分子上，能量被液体吸收，瞬间加热产生大量气泡，气泡的产生导致根管内冲洗液的体积膨胀而产生高压，搅动液体在根管内剧烈震荡，同时膨胀的气泡爆破后形成震荡波，即"空穴效应"，对根管壁进行流动冲刷和剪切，有效去除根管内的感染物。气泡破裂后又产生微小气泡，重复爆破和冲刷的过程，使消毒更加彻底。Nd：YAG激光和Er：YAG激光均可用于LAI[33-34]，通过活化根管内冲洗液，有效清洁根管。LAI使用时，需把光导纤维插到充满液体的根管内，距离解剖根尖孔2~5mm处，上下提拉。

（2）光子引导的光声流效应（PIPS）

PIPS是根管荡洗的新方法，其作用机制是在髓腔和根管内充满液体的情况下，通过低脉冲在整个根管中生成强大的能量，产生强烈的空穴效应及冲击波[35]，其空化引起流体流动的速度比超声波搅拌所见的速度高出10倍[36]，增强了玷污层的去除[37-40]。PIPS是LAI的一种，与传统激光活化荡洗相比，所需激光能量较低，光导纤维只需放置在髓腔内根管口处[41]，无须到根管深处，降低了操作难度，避免了对牙体硬组织的损伤，具有良好的临床应用价值。

激光在根管消毒中的运用

过去10年中，激光在口腔科的运用越来越普遍，通过大量的研究证明，激光能够对根管进行有效的消毒，对于根管内的残屑、细菌、玷污层等都具有很好的清除效果。目前常用于根管治疗的激光包括Nd：YAG激光、Er：YAG激光、Er，Cr：YSGG激光、半导体激光、CO_2激光等。波长2940nm的Er：YAG激光，能被水大量吸收的特性，在根管活化荡洗中有着广泛的运用前景，而波长800~900nm的半导体激光杀菌能力强，且设备简便、价格低，在临床运用上具有优势。目前我科使用的激光为Er：YAG激光和半导体激光，下面将对这两种激光进行更为详细的介绍。

1. Er：YAG激光

Er：YAG激光波长2940nm，与水的最高吸收峰值接近，产生的能量大部分被水而不是牙体组织直接吸收，产生的热量较少。超短脉冲的工作模式也会降低对周围组织热损伤的危险。在激光照射时冲洗液的持续注射，也起到了良好的冷却作用。Er：YAG激光被认为是目前最适用于激光活化冲洗的激光，早期的Er：YAG激光冲洗系统，激光纤维头需要放置到根管距离根尖止点2~5mm处，上下提拉，技术敏感性较高，若能量过高或操作不当，存在根管碳化和热损伤的风险。2012年，Divito E[41]等在LAI的基础上发明了PIPS-Er：YAG激光冲洗系统，PIPS工作尖采用特殊设计[41]，尖端3mm是不包裹聚酰胺的锥形头，工作长度为9mm，直径为0.6mm，冲洗时只需把激光头放到髓腔内，PIPS操作简单、产热少、不会产生热损伤，且与传统的Er：YAG激光系统相比，PIPS-Er：YAG激光活化冲洗根管能开放更多的牙本质小管，对根管壁的清洁效果更好。

体外研究显示，PIPS是去除根管壁玷污层的有效手段，Kasic[42]等发现PIPS对粪肠球菌和白色念珠菌有明显的杀灭效果，且较Nd：YAG激光效果更佳。PIPS的杀菌作用受次氯酸钠的浓影响，Golob等研究发现PIPS活化5%次氯酸钠溶液，清除玷污层和粪肠球菌生物膜的效果最佳。

Olivi等研究发现[43]，Er：YAG激光联合5%次氯酸钠可完全杀灭根管内的细菌并防止新的细菌定植，而单独使用次氯酸钠冲洗则不能杀灭所有细菌。且根管中上段的效果优于根尖段，而清除碎屑的能力则与超声荡洗相似，也能够有效清除根管内的氢氧化钙[44-46]。Arslan[47]等比较PIPS、超声冲洗、Endo Activator和冲洗器去除氢氧化钙的效果。结果显示：PIPS可完全去除氢氧化钙，而其他3种方法均不能完全去除。PIPS是目前报道过的唯一能完全清除氢氧化钙的冲洗方法，但由于研究尚少，其冲洗效果需进一步验证。PIPS在根管峡区和侧支根管的清理效果优于传统冲洗，而在弯曲根管中的清理效果更为显著[48]。

Suk等[49]体外应用显微CT扫描发现PIPS能够有效去除MTA、AHPlus等根管封闭剂。在根管再治疗中能产生良好的消毒效果，且不削弱牙体抗力[50]。

建议的PIPS-Er：YAG激光操作流程：

（1）参数：SP模式、50mJ、15Hz、0.3W[51]。

（2）将光纤头尖端放入髓腔内，冲洗针头放置于根管内，在荡洗过程中持续向根管内注入冲洗液。

（3）与5.25%次氯酸钠联合使用时，每个根管荡洗两次，每次30s（60秒/根管），两次之间间隔30s。

（4）与17%EDTA+5.25%次氯酸钠溶液联合使用时，终末预备后，先使用17%EDTA溶液激光辅助荡洗30s，生理盐水反复冲洗，再用5.25%次氯酸钠溶液激光辅助荡洗2次，每次30s，间隔30s。

（5）荡洗过程中光纤头不与髓腔壁接触，始终保持根管内充满液体（图7-3）。

2. 半导体激光

适用于根管消毒的半导体激光波长为810~980nm，与传统的根管冲洗相比，能更好的杀灭根管内的细菌[52-54]。其主要原理是细胞内的血红蛋白和色素对半导体激光具有很好的吸收作用，细菌通过吸收激光能量产生热效应，导致细菌崩解。根管内常用的消毒剂次氯酸钠和氢氧化钙渗透能力约130μm，半导体激光可渗透到牙本质小管1000μm处[55-56]，半导体激光在根管内良好的渗透能力，得益于其发出的激光很少被牙体硬组

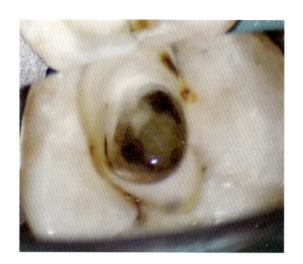

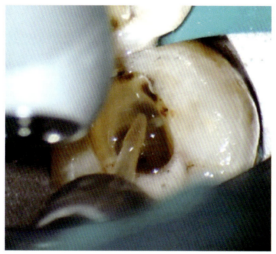

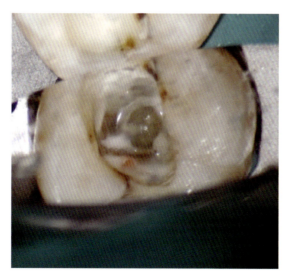

图7-3　PIPS-Er：YAG激光消毒下颌磨牙根管

织吸收，其光源能通过牙本质小管渗透到深层[57-58]。Mathew J[59]的研究认为与传统注射冲洗、Endo-Activator、PIPS这3种消毒方式相比，半导体激光的杀菌效果更好。半导体激光除了能破坏细菌的细胞结构杀灭细菌，还能改建牙本质小管的形态。预备完成后的根管经过半导体激光照射后，根管壁电镜下显示：牙本质小管基本封闭、管间牙本质熔融、玷污层消失、管壁平坦干净无碎屑[58,60]。同时，经过半导体激光照射后的牙本质小管在根管不同的位置形态不一[61]。在根管中上段，牙本质小管呈开放状态，而根尖区的牙本质小管呈熔融闭锁状态。究其原因，可能是因为根尖区直径相对中上段小，激光照射时，根尖区牙本质与激光接触更密切，能量辐射吸收更多[58]。根尖区的牙本质小管熔融封闭，可以使细菌难以进入，减少微渗漏和术后再感染[62]。Kuvvetli SS[63]研究显示半导体激光杀灭粪肠球菌的作用强于Er：YAG激光。而980nm的半导体激光杀菌效果显著强于810nm的半导体激光[64]，半导体激光与冲洗剂联合使用的杀菌效果优于单独使用半导体激光消毒根管[65]。使用半导体激光消毒之前，先使用EDTA和次氯酸钠等药物冲洗根管，可使粪肠球菌存活率大大降低[66]。如果与生物纯度的MTAD溶液配合使用，激光可以传播至外围牙本质[67]，使根管系统得到更彻底的消毒。

半导体激光照射消毒根管时需要注意防止热损伤，选择合适参数和照射时间，骨损伤的关键温度是47℃。局部升温超过10℃会对骨组织有不可逆的损伤[68-70]，局部升温超过7℃可能会对牙周组织造成不良影响[71-72]，因此温度升高7℃被认为是激光根管治疗的安全阈值[73-74]。Hmud[75]等用940nm和980nm激光2.5W照射根管5s，根外表面最高升高4℃。由于下颌前牙根管壁较薄，升温较明显，应适当调整照射模式[76]。有研究认为在使用德国西诺德半导体激光照射时，2W比1W的杀菌效果好，2W照射10s和20s的效果无明显差异[77]。激光照射中有学者[78-79]给出的建议是光纤头从根尖距离工作长度1mm处，沿根管壁以2mm/s的速度顺时针或逆时针螺旋后退至根管口，以0.5s/mm照射时间为基础，根据每颗牙齿的牙根长度计算。此过程重复4次，每次间隔20s[80-81]（20s被认为是显著降低温度的必要条件，此参数是照射干燥根管时得出）。举个例子，如果牙根长度为10mm，照射时间每次5s，重复4次，每次间隔20s。临床操作中，不同品牌的半导体激光可根据厂家建议做优化调整。Hmud R[82]的研究认为980nm的二极管激光2.5W脉冲模式下照射时间5s内不存在热损伤的实质风险。同时，在他的研究中还发现在激光照射间的冲洗对于减少根管内和根表面的热变化是非常有效的，在照射间隔期内不必等待20s。使用冲洗液即可有效降温，并且根管湿润与否不影响激光照射的效果[83]。

（1）建议的半导体激光根管消毒流程（图7-4）
- 测量根管长度。
- 根管内注入冲洗液。
- SP模式，功率2W、光纤直径200μm/300μm。
- 光纤放置于距离工作长度1mm处，不与根管壁接触，自根尖向根管口沿根管壁螺旋式缓慢后退，每次照射5s，共4次，每次间隔5s，间隔期配合冲洗液冲洗根管。

（2）半导体激光作用于窦道

由于半导体激光能被软组织中的黑色素和血红蛋白吸收。因此，作用于窦道时，能够促进根尖周组织的血液循环、刺激细胞增殖、抑制与组织破坏相关的酶、减轻炎性渗出、诱导组

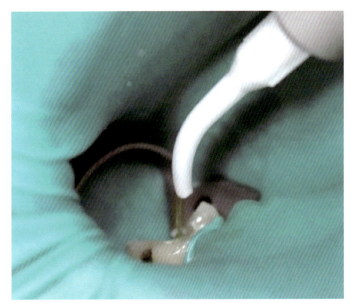

半导体激光消毒
（47）

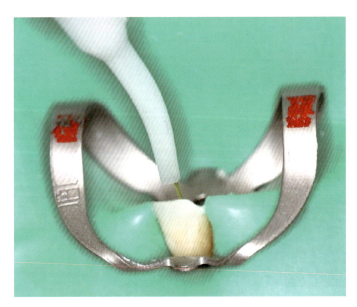

半导体激光消毒
（42）

图7-4　半导体激光消毒根管

织愈合并且消除组织水肿，具有明显的消炎止痛的作用[84]。

激光在杀灭细菌、去除玷污层和生物膜、减少微渗漏方面的作用已得到证实。随着研究的完善，作为根管治疗的辅助手段，激光的运用会越来越普遍。

参考文献

[1] Nair PNR. Light and electron microscopic studies of root canal flora and periapical lesions[J]. Endod, 2010, 36: 1277–1288.

[2] Ricucci D, Siqueira JF. Biofilms and apical periodontitis: study of prevalence and association with clinical and histopathologic findings[J]. Endod, 2010, 36: 1277–1288.

[3] Ricucci D, Siqueira JF, Bate AL, et al. Histologic investigation of root canal–treated teeth with apical periodontitis: a retrospective study from twenty–four patients[J]. Endod, 2009, 35: 493–502.

[4] Molven O, Olsen I. Scanning electron microscopy of bacteria in the apical part of root canals in permanent teeth with periapical lesions[J]. Endod Dent Traumatol, 1991, 7: 226–229.

[5] Siqueira JF Jr, Rocas IN, Lopes HP. Patterns of microbial colonization in primary root canal infections[J]. Oral Surg Oral Med Oral Pathol Oral Radiol Endod, 2002, 93: 174–178.

[6] Nair PN, Henry S, Cano V, et al. Microbial status of apical root canal system of human mandibular first molars with primary apical periodontitis after "one–visit" endodontic treatment[J]. Oral Surg Oral Med Oral Pathol Orla Radiol Endod, 2005, 99: 231–252.

[7] Ricucci D, Siqueira JF Jr. Apical actinomycosis as a continuum of intraradicular and extraradicular infection: case report and extraradicular infection: case report and critical review on its involvement with treatment failure[J]. Endod, 2008, 34: 1124–1129.

[8] Ricucci D, Siqueira JF Jr. Fate of the tissue in lateral canals and apical ramifications in response to pathologic conditions and treatment procedures[J]. Endod, 2010, 36: 1–15.

[9] Ferreira FB, Ferreira AL, Gomes BP, et al. Resolution ofpersistent periapical infection by endodontic surgery[J]. Int Endod J, 2004, 37: 61–69.

[10] Ricucci D, Martorano M, Bate AL, et al. Calculus–like deposit on the apical external root surface of teeth with post–treatment apical

periodontitis: report of two cases[J]. Int Endod J, 2005, 38: 262-271.

[11] Trostad L, Barnett F, Cerone F. Periapical bacterial plaque in teeth refractory to endodontic treatment[J]. Endod Dent Traumatol, 1990, 6: 73-77.

[12] Matsuo T, Shiralami T, Ozaki K, et al. An immunohistological study of the localization of bacteria invading root pulpal walls of teeth with periapical lesions[J]. Endod, 2003, 20: 194-200.

[13] Peters LB, Wesselink PR, Buijs JF, et al. Viable bacteria in root dentinal tubules of teeth with apical periodontitis[J]. Endod, 2001, 27: 76-81.

[14] Franzen R, Gutknecht N, Falken S, et al. Bactericidal effect of a Nd: YAG laser on Enterococcus faecalis at pulse durations of 15 and 25 ms in dentine depths of 500 and 1, 000μm[J]. Lasers Med Sci, 2011, 26(1): 95-101.

[15] Vatkar N, Hegde V, Sathe S. Vitality of Enterococcus faecalis in-side dentinal tubules after five root canal disinfection methods[J]. Conserv Dent, 2016, 19(5): 445-449.

[16] Singh S, Singh M, Salgar AR, et al. Time-Dependent Effect of Various Irrigants for Root Canal on Smear Layer Removal[J]. Pharm Bioallied Sci, 2019, 11(Suppl 1): S51-S58.

[17] Zargar N, Dianat O, Asnaashari M, et al. The Effect of Smear Layer on Antimicrobial Efficacy of Three Root Canal Irrigants[J]. Iran Endod J, 2015, 10(3): 179-183.

[18] Verma M, Meena N, Kumari RA, et al. Comparison of apical debris extrusion during root canal preparation using instrumentation techniques with two operating principles: An in vitro study[J]. Conserv Dent, 2017, 20(2): 96-99.

[19] Peters OA, Schönenberger K, Laib A. Effects of four Ni-Ti preparation techniques on root canal geometry assessed by micro computed tomography[J]. Int Endod J, 2001, 34(3): 221-230.

[20] Langeland K, Liao K, Pascon EA. Work-saving devices in endodontics: efficacy of sonic and ultrasonic techniques[J]. Endod, 1985, 1: 499-510.

[21] Siqueira JF Jr, Araujo MC, Garcia PF, et al. Histological evaluation of the effectiveness of five instrumentation techniques for cleaning the apical third of root canals[J]. Endod, 1997, 23: 499-502.

[22] Kersten HW, Wesselink PR, Thoden Van Velzen SK. The diagnostic reliability of the buccal radiograph after root canal filling[J]. Int Endod J, 1987, 20: 20-24.

[23] Siqueira JF Jr. Reaction of periradicular tissues to root canal treatment: benefits and drawbacks[J]. Endod Topics, 2005, 10: 123-147.

[24] Siqueira JF Jr. Aetiology of root canal treatment failure: why well-treated

teeth can fail[J]. Int Endod J, 2001, 34: 1-10.

[25] Nair PN, Sjögren U, Krey G, et al. Intra radicular bacteria and fungi in root-filled, asymptomatic human teeth with therapy-resistant periapical lesions: a long-term light and electron microscopic follow-up study[J]. Endod, 1990, 16: 580-588.

[26] Ricucci D, Siqueira JF Jr, Bate AL, Pitt Ford TR. Histologic investigation of root canal-treated teeth with apical periodontitis: a retrospective study from twenty-four patients[J]. Endod, 2009, 35: 493-502.

[27] Nair PNR. On the causes of persistent apical periodontitis: a review[J]. Int Endod J, 2006, 39: 249-281.

[28] Calt S, Serper A: Smear layer removal by EDTA[J]. J Endod, 2000, 26(8): 459.

[29] Yaylali IE, Kececi AD, Kaya BU. Ultrasonically activated irrigation to remove calcium hydroxide from apical third of human root canal system: A systematic review of in vitro studies[J]. Endo, 2015, 41(10) : 1589-1599.

[30] 刘贺, 钱君荣, 耿海霞. 不同冲洗技术去除模拟牙内吸收窝洞中氢氧化钙糊剂效果的体外研究[J]. 临床口腔医学杂志, 2016, 32(2) : 94-97.

[31] Arslan H, Akcay M, Capar I D, et al. An in vitro comparison of irrigation using photon-initiated photoacoustic streaming, ultrasonic, sonic and needle techniques in removing calcium hydroxide[J]. Int Endo J, 2015, 48(3): 246-251.

[32] Shahriari S, Kasraei S. Efficacy of Sodium Hypochlorite Activated with Laser in Intracanal Smear Layer Removal: An SEM Study[J]. Lasers Med Sci, 2017 Winter, 8(1): 36-41.

[33] Meire MA, Coenye T, et. al. In vitro inactivation of endodontic pathogens with Nd: YAG and Er: YAG lasers[J]. Lasers Med Sci. 2012 Jul, 27(4): 695-701.

[34] Guglielmi CAB, Müller Ramalho K, Scaramucci T, et al. Evaluation of the furcation area permeability of deciduous molars treated by neodymium: yttrium-aluminum-garnet laser or adhesive[J]. Lasers Med Sci, 2010, 25(6): 873-880.

[35] Divito EE, Colonna MP, Olivi G. The Photoacoustic Efficacy of an Er: YAG Laser with Radial and Stripped Tips on Root Canal Dentin Walls: An SEM Evaluation[J]. Lasers Dent, 2010, 27(2): 273-280.

[36] Koch JD, Jaramillo DE, DiVito E, et al. Irrigant Flow during Photon-induced Photoacoustic Streaming(PIPS) using Particle Image Velocimetry(PIV)[J]. Clin Oral In-vestig, 2015, 20(2): 381-386.

[37] Akyuz Ekim SN, Erdemir A. Effect of different irrigant activation protocols on push-out bond strength[J]. Lasers Med Sci, 2015, 30(8): 2143-2149.

[38] Keles A, Kamalak A, Keskin C, et al. The efficacy of laser, ultra sound and self-adjustable file in removing smear layer debris from oval root canals following retreatment: a scanning electron microscopy study[J]. Aust Endod J, 2016, 42(3): 104-111.

[39] Turkel E, Onay EO, Ungor M. Comparison of three final irrigation activation techniques: effects on canal cleanness, smear layer removal, and dentinal tubule penetration of two root canal sealers[J]. Photomed Laser Surg, 2017, 35(12): 672-681.

[40] Verstraeten J, Jacquet W, De Moor RJG, et al. Hard tissue debris removal from the mesial root canal system of mandibular molars with ultrasonically and laser-activated irrigation: a micro-computed tomography study[J]. Lasers Med Sci, 2017, 32(9): 1965-1970.

[41] Divito E, Peters OA, Olivi G. Effectiveness of the erbium : YAG laser and new design radial and stripped tips in removing the smear layer after root canal instrumentation[J]. Laser Med Sci, 2012, 27(2): 273-280.

[42] Kasic S, Knezovic M, Beader N, et al. Efficacy of three different la-sers on eradication of Enterococcus faecalis and Candida albicans biofilms in root canal system[J]. Photomed Laser Surg, 2017, 35(7): 372-377.

[43] Olivi G, DiVito E, Peters O, et al. Disinfection efficacy of photon induced photoacoustic streaming on rot canals infected with Enterococcus faecalis: An ex vivo study[J]. J Am Dent Asoc, 2014, 145(8): 843-848.

[44] Kustarc A, Er K, Siso SH, et al. Efficacy of Laser-Activated Irrigants in Calcium Hydroxide Removal from the Artificial Grooves in Root Canals: An Ex Vivo Study[J]. Photomedicine and Laser Surgery, 2017, 34(5): 205-210.

[45] Gokturk H, Ozkocak I, Buyukgebiz F, et al. Effectiveness of various irrigation protocols for the removal of calcium hydroxide from artificial standardized grooves[J]. Journal of Applied Oral Science, 2017, 25(3): 290-298.

[46] Lloyd A, Navarrete G, Marchesan M A, et al. Removal of calcium hydroxide from Weine Type II systems using photon-induced pho-toacoustic streaming, passive ultrasonic, and needle irrigation: a microcomputed tomography study[J]. Appl Oral Sci, 2016, 24(6): 543-548.

[47] Arslan H, Akcay M, Capar ID, et al. An in vitro comparison of irrigation using photon-initiated photoacoustic streaming, ultrasonic, sonic and needle techniques in re-moving calcium hydroxide[J]. Int Endod J, 2015, 48(3): 246-251.

[48] Yao N, Zhang C, Chu C. Effectiveness of photo-activated disinfection(PAD) to kill enterococcus faecalis in planktonic solution and in an infected tooth model[J]. Photomed Laser Surg, 2012, 30(12) :

699-704.

[49] Suk M, Bago I, Katic M, et al. The efficacy of photon-initiated photoacoustic streaming in the removal of calcium silicate-based filling remnants from the root canal after rotary retreatment[J]. Lasers Med Sci, 2017, 32(9): 2055-2062.

[50] Kamalak A, Uzun I, Arslan H, et al. Fracture resistance of endodontically retreated roots after retreatment using self-adjusting file, passive ultrasonic irrigation, photon-induced photoacoustic streaming, or laser[J] Photomed Laser Surg, 2016, 34(10): 467-472.

[51] 孙宁佳, 郭威. Er: YAG激光和超声荡洗对根管内壁形态及微渗漏的比较研究[J]. 牙体牙髓牙周病学杂志, 2017, 27(12): 689-712 .

[52] Silva Garcez A, Núez SC, Lage-Marques JL, et al. Efficiency of NaClO and laser assisted photosensitization on the reduction of Enterococcus faecalis in vitro[J]. Oral Surg Oral Med Oral Pathol Oral Radiol Endod, 2006, 102(4): 93-98.

[53] de Souza EB, Cai S, Simionato MR, et al. High-power diode laser in the disinfection in depth of the root canal dentin[J]. Oral Surg Oral Med Oral Pathol Oral Radiol Endod, 2008, 106(1): 68-72.

[54] Schoop U, Kluger W, Moritz A, et al. Bactericidal effect of different laser systems in the deep layers of dentin[J]. Lasers Surg Med, 2004, 35(2): 111-116.

[55] Siqueira JF Jr, Ras IN, Favieri A, et al. Chemomechanical reduction and irrigation with 1%, 2.5% and 5.25% sodium hypochlorite[J]. Endod, 2000, 26(6): 331-335.

[56] George R. Laser in Dentistry-Review[J]. Inter J Dent Clinics, 2009, 1(1): 13.

[57] Lopez-Jimenez L, Arnabat-Dominguez J, Vi as M, et al. Atomic force microscopy visualization of injuries in enterococcus faecalis surface caused by Er, Cr: YSGG and diode lasers[J]. Med Oral Patol Oral Cir Bucal, 2015, 20(1): e45-e51.

[58] Faria MIA, Souza-Gabriel AE, Alfredo E, et al. Apical microleakage and SEM analysis of dentin surface after 980nm diode laser irradiation[J]. Braz Dent J, 2011, 22(5): 382-387.

[59] Mathew J, Emil J, Paulaian B, et al. Viability and antibacterial efficacy of laser scanning microscopy[J]. Conseru Dent, 2014, 17(5): 444-448.

[60] 付力, 孙慧斌. 半导体激光根管消毒对根管壁形态及表面温度的影响[J]. 齐鲁医学杂志, 2017, 32(4)：424-429.

[61] Masoud P. Effect of 808nm diode laser irradiation on root canal walls after smear layer removal: A scanning electron microscope study[J]. Iran Endod, 2007, 2(2): 37-42.

[62] Wang X, Sun Y, Kimura Y, et al. Effects of diode laser irradiation on

smear layer removal from root canal walls and apical leakage after obturation[J]. Photomed Laser Surg, 2005, 23(6): 575-581.

[63] Kuvvetli SS, Sandalli N, Topcuoglu N, et al. Antibacterial efficacy of diode and Er: YAG laser irradiation in experimen-tally contaminated primary molar root canals[J]. Clin Pediatr Dent, 2009, 34(1): 43-48.

[64] WL CHAi. Evaluation of Antimicrobial Efficacy of Antibiotics and Calcium Hydroxide against Enterococcus faecalisBiofilm in Dentine[J]. Sains Malaysiana, 2013, 42(1): 73-80.

[65] Preethee T, Kandaswamy D, Arathi G, et al. Bactericidal effect of the 908 nm diode laser on Enterococcus faecalis in infected root canals[J]. Conserv Dent, 2012, 15: 46-50.

[66] Preethee T, Kandaswamy D, Arathi G. Bactericidal effect of the 908 nm diode laser on Enterococcus faecalis in infected root canals[J]. Conserv Dent, 2012, 15(1): 46-50.

[67] Mehrvarzfar P, Saghiri MA, Asatourian A, et al. Additive effect of a diode laser on the antibacterial activity of 2. 5% NaOCl, 2% CHX and MTAD against Enterococcus faecalis contaminating root canals: an in vitro study[J]. Oral Sci, 2011, 53(3): 355-360.

[68] Alfredo, Marchesan, Sousa-Neto, et al. Temperature variation at the external root surface during 980nm diode laser iradiation in the root canal[J]. J Dent, 2008, 36(7): 529-534.

[69] Da Costa Ribeiro A, Nogueira GE, Antoniazzi HJ, et al. Effects of diode laser(810nm) irradiation on root canal walls: thermographic and morphological studies[J]. J Endod, 2007, 33(3): 252-255.

[70] Eriksson AR, Albrektsson T. Temperature threshold levels for heat-induced bone tissue injury: a vital-microscopic study in the rabbit. J Prosthet Dent, 1983, 50(1): 101-107.

[71] Machida T, Wilder-Smith P, Arrastia AM, et al. Root canal preparation using the second harmonic. KTP: Yag laser: a thermograph-ic and scanning electron micr-socopic study[J]. Endod, 1995, 21(2): 88-91.

[72] Sauk JJ, Norris K, Foster R, et al. Expression of heat stress proteins by human periodontal ligament cells[J]. Oral Pathol, 1988, 17(9-10): 496-499.

[73] Gutknecht N, Kaiser F, Hassan A, et al. Long-termclinical evaluation of endodontically treated teeth by Nd: YAG lasers[J]. Clinical Laser Med Surg, 1996, 14: 7-11.

[74] Machida T, Wilder-Smith P, Arrastia AM, et al. Root canal preparation using the second harmonic KTP: YAG laser: a thermographic and scanning electronmicroscopic study[J]. Endod, 1995, 21: 88-91.

[75] Hmud R, Kahler WA, Walsh LJ. Temperature changes accompanying

near infrared diode laser endodontic treatment of wet canals[J]. Endod, 2010, 36: 908-911.

[76] 强美琴, 葛久禹, 孙卫斌. BeeFill™2in1 热牙胶根充系统根充时牙根表面温度变化[J]. 口腔医学研究, 2009, 25(2): 167-169.

[77] 李亚男. 机械预备与半导体激光对粪肠球菌杀菌作用的体外研究[J] . 牙体牙髓牙周病学杂志, 2015, 25(8): 483-486.

[78] Gutknecht N, Moritz A, Conrads G, et al. Bactericidal effect of the Nd: YAG laser in in vitro root canals[J]. Clin Laser Med Surg, 1996, 14(2): 77-80.

[79] Alvarez ADF, Moura-Netto C, Frugoli AD, et al. Temperature changes on the root surfaces of mandibular incisors after an 810-nm high-intensity intracanal diode laser irradiation[J]. Biomedical Optics, 2012, 17(1): 015006.

[80] A Moritz. In vitro irradiation of infected root canals with a diode laser: Results of microbiologic infrared spectrometric and stain penetration examinations[J]. Quintessence Int, 1997, 28(3): 205-209.

[81] Ada Costa Ribeiro. Effects of diode laser(810 nm) irradiation on root canal walls: thermographic and morphological studies[J]. Endod, 2007, 33(3): 252-255.

[82] Hmud R, Kahler WA, Walsh LJ. Temperature changes accompanying near infrared diode laser endodontic treatment of wet canals[J]. Endod, 2010, 36(5): 908-911.

[83] Alfredo E, Marchesan MA, Sousa-Neto MD, et al. Temperature variation at the external root surface during 980nm diode laser irradiation in the root canal[J]. Dent, 2008, 36: 529-534.

[84] Ferriello V, Faria MR, Cavalcanti BN. The effects of low-level diode laser treatment and dental pulp-capping materials on the proliferation of L-929 fibroblasts[J]. Oral Sci, 2010, 52(1): 33-38.

第8章

激光在根尖手术中的应用

The application of laser in apical microsurgery

概述

　　牙髓根尖周病最有效的治疗方法为根管治疗，即利用机械和化学的方法去除牙根管内的感染，严密地封闭根管，消灭再感染的途径，达到促进原有病变愈合的目的[1]。但由于牙齿具有复杂的解剖结构以及可能存在牙根外的细菌生物膜定植等，即便经过完善的根管治疗，根尖的炎症仍可能迁延不愈[2]，导致治疗失败。此时根尖手术往往是保留患牙的最后手段[3]。即通过外科手术方法，切开软组织，去除根尖周病变组织并切除附着细菌生物膜的患牙根尖段，然后对根管进行倒预备并倒充填，严密封闭根管系统从而促进根尖周组织愈合。

根尖手术的传统术式及其局限性

　　传统的根尖手术时，术者利用外科手术刀切开软组织瓣，翻开暴露患牙根尖区。当根尖病变局限于骨内时，需用高速涡轮钻进行骨开窗，进一步暴露根尖的病变组织，然后使用手用刮治器去除包绕在牙根周围和骨腔内的感染组织，并利用高速涡轮钻切除附着有细菌生物膜的患牙根尖部分。随后再对根管进行倒预备、倒充填，以达到严密封闭根管系统促进根尖周组织愈合的目的。然而高速涡轮钻切割后的骨、牙体组织表面常残留包含细菌等感染物的玷污层（图8-1），因此可能导致手术的失败，目前根尖手术的成功率约90%[4-5]。而且根尖手术后术区炎症反应强烈，往往出现肿胀，通常需要一周时间才能逐渐消退，且病变的愈合过程缓慢，多数在3个月才能明显看到好转。

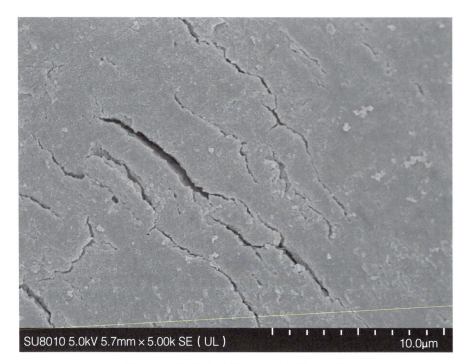

SU8010 5.0kV 5.7mm × 5.00k SE（UL）   10.0μm

图8-1　SEM检查显示牙本质表面的玷污层

激光在根尖手术中的应用

　　凭借良好的消毒效果、生物相容性的作用表面和生物刺激的功能，激光近年来开始被应用于根尖手术治疗中。包括切开软组织瓣、根尖区骨开窗、切除患牙根尖以及在病变的骨腔暴露后，对组织面进行消毒杀菌等。

　　研究者发现用Er：YAG激光切开软组织瓣后的伤口愈合时较少有瘢痕形成[6]，可能是因为其切开时，由于对肌肉细胞的刺激，减少了肌成纤维细胞的形成，从而减少了挛缩。Er：YAG激光应用于硬组织的去除也能取得很好的效果，Baek等的研究显示，激光作用于骨面后形成的骨表面类似于天然的骨组织，有利于新骨的形成[7]。Yujin等分别应用Er：YAG激光和高

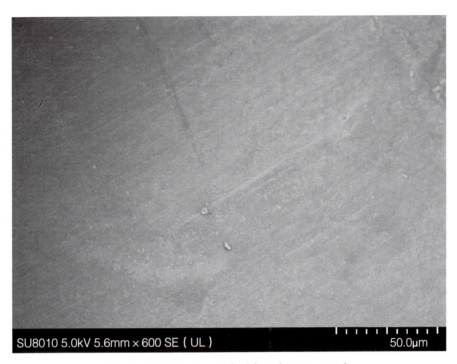

SU8010 5.0kV 5.6mm × 600 SE（UL） 50.0μm

图8-2 裂钻切除后的牙本质表面（SEM×600）

速涡轮钻对大鼠颅骨进行磨除，发现Er：YAG激光不仅能有效去除骨组织，而且与高速涡轮钻相比激光辐照后的骨组织中具有更多的纤维蛋白沉积，骨钙素阳性区域明显增加，炎症相关因子的表达减少[8]。显微根尖手术中还有一个关键的环节就是根尖切除，目的是为去除根尖感染的牙体组织并形成生物相容性较好的牙根断面，为随后的根尖周组织再生提供最佳条件[9]。传统中的根尖切除依赖于裂钻等高速涡轮设备实现，最终形成一个覆盖玷污层且形态光滑的表面（图8-2），不利于细胞的再附着[10]。赵晓一等[11]学者的扫描电镜实验结果显示：利用Er：YAG激光切割后的牙根断面形态明显优于高速涡轮钻组与超声骨刀组，表现为几乎不存在玷污层和裂纹。

激光应用于根尖手术还有利于减轻疼痛、炎症反应和促进愈合。Lietzau等[12]发现将Er：YAG激光应用于根尖手术并在术后第1天、第7天、第180天回访，发现相较于传统术式，肿胀在术后第1天就明显减轻，激光的应用能够有效减少术后红肿和炎症反应，改善愈合。利用半导体激光对患牙根尖辐照，还能减轻根尖术中和术后疼痛[13]。

此外，激光的应用更利于细胞的增殖，从而促进愈合。一项体外研究尝试在未经处理（空白对照组）和经过Er：YAG激光作用后的牙本质表面进行细胞培养。并利用共聚焦显微镜和扫描电镜观察，发现激光组的牙本质表面更加粗糙，在细胞培养第12h、24h后，激光组牙本质片上的黏附细胞数量明显高于对照组[14]。日本学者Tsuka等利用人源成骨样细胞系制作损伤模型，然后进行LLLT，结果发现激光照射加速了细胞向伤口处的迁移，并且伤口处可以检测到更多的ATP，因此LLLT可能在骨创愈合中发挥重要的作用[15]。Liu等学者研究了Er：YAG激光作用后的牙根扫描电镜图像，发现牙根表面形貌粗糙有利于细胞附着，而且PCR结果显示：激光处理处的骨钙素表达上调，可能改善牙周膜细胞的附着和分化，从而促进牙周组织的再生[10]。

目前在根尖手术中最常应用的激光主要为Er：YAG激光和半导体激光。水与羟基磷灰石都能对Er：YAG激光高度吸收，因此，Er：YAG激光可以用于术中切开软组织、去骨和切除感染的根尖。Er：YAG激光还能有效去除玷污层和细菌生物膜（图8-3），起到很好的抗感染作用；半导体激光可以帮助术中止血，提供更加清楚的视野。在低能量模式照射骨腔，半导体激光还可以用于减轻疼痛、肿胀等术后反应，促进创面的愈合。

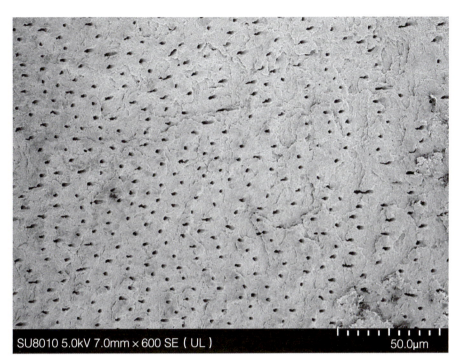

SU8010 5.0kV 7.0mm × 600 SE（UL） 50.0μm

图8-3 激光处理后的牙本质表面（SEM×600）

　　推荐的激光根尖手术流程（图8-4～图8-12）：

（1）术前检查。

（2）术前防护。

（3）局麻：阿替卡因局部浸润麻醉或利多卡因阻滞麻醉。

（4）常规消毒铺巾。

（5）牙龈切开。

　　• 半导体激光的激光刀模式：连续波输出，功率1.5~2.0W或脉冲输出，功率3.0W。

　　• Er：YAG激光软组织模式，脉冲输出：200mJ、35Hz，选用"刃状"或者"锥形"的工作尖，尖端直径为0.2~0.4mm（图8-13）。

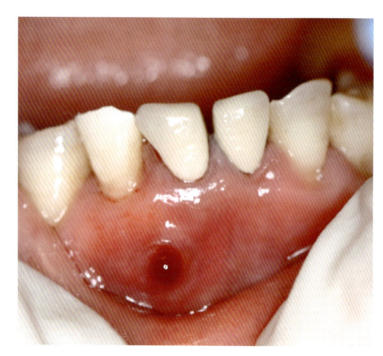

图8-4　口内相示42根尖窦道

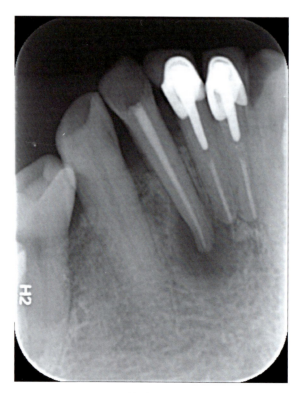

图8-5　X线片示42根尖病变

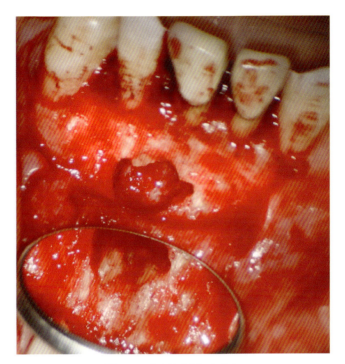

图8-6　翻瓣暴露根尖病变

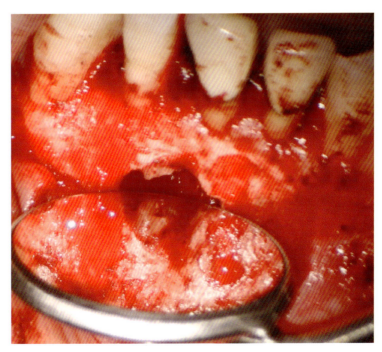

图8-7　根尖切除与倒预备口内相

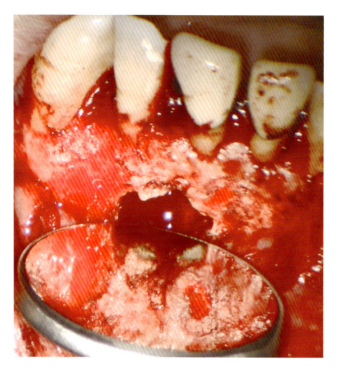

图8-8　根尖倒充填即刻口内相

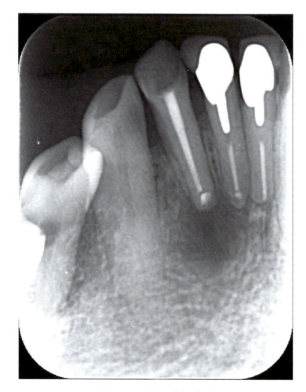

图8-9　术后即刻X线片

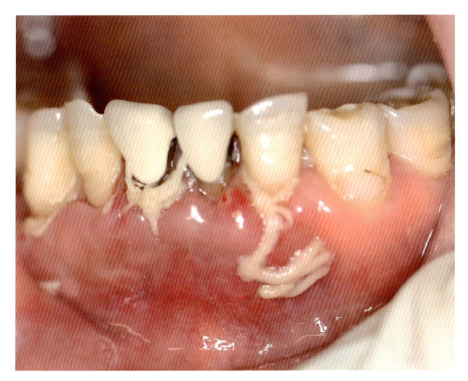

图8-10　复位缝合后1周复查

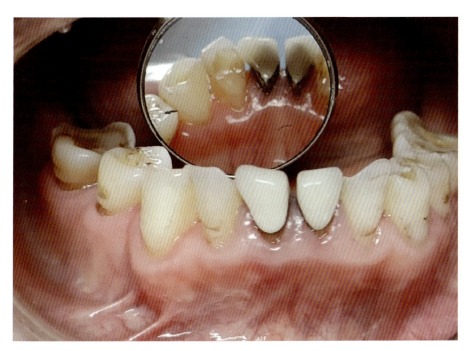

图8-11　根尖手术后8个月复查口内相

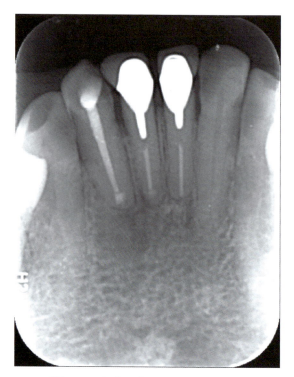

图8-12 根尖手术后8个月复查X线片

（6）翻瓣：利用骨膜剥离器翻全厚瓣以暴露患牙根尖区。

（7）定位根尖病变：根据CBCT术前测量定位根尖病变部位。

（8）骨开窗或修整：若患牙根尖区的皮质骨尚未破坏，则可应用激光行骨开窗并进行骨修整。

- Er：YAG激光硬组织模式，脉冲输出：300mJ、25Hz，选用"柱状"的工作尖，直径为1~1.3mm。

（9）肉芽去除：使用刮匙搔刮去除大块的肉芽组织，暴露出根尖根面上的肉芽，可以使用牙周刮治器去除。

（10）根尖切除：利用激光切除患牙根尖3mm。

- Er：YAG激光硬组织模式，脉冲输出：300mJ、

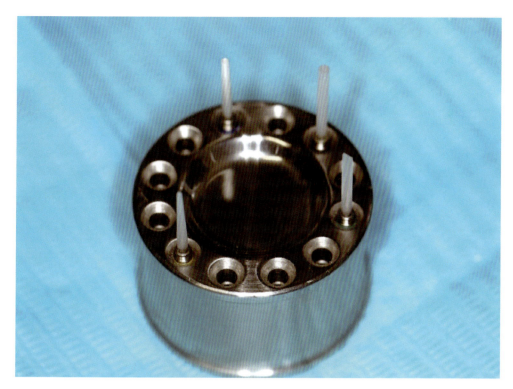

图8-13 不同的Er：YAG激光工作尖

25Hz，选用"柱状"的工作尖，直径为1.3mm。

（11）根尖倒预备倒充填：利用超声工作尖对根尖3~4mm进
     行倒预备，然后充填生物相容性材料，例如iRoot BP
     等，对根尖进行更好的封闭（图8-14）。

（12）骨腔清创：进一步去除感染物，半导体激光照射消毒。

     • 半导体激光硬组织模式，脉冲输出：1.6W、30s；或
       连续波输出：0.8W、25s。

（13）骨壁处理：搔刮至有新鲜血液渗出。

（14）复位缝合。

（15）术后应用激光进行生物刺激促进愈合。

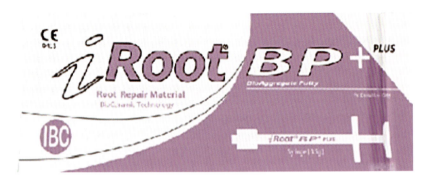

图8-14 根尖倒充填材料：iRoot BP

- 半导体激光理疗模式，连续波输出：0.1W，60s。
  若术中出血较多，影响视野，则可以应用半导体进行局部止血。
- 半导体激光，连续波输出：2.0W，共15s。

参考文献

[1] 高学军. 牙体牙髓病学[M]. 北京：北京大学医学出版社, 2013.

[2] Tsesis I, Rosen E, Schwartz-Arad D, et a1. Retrospective evaluation of surgical endodontic treatment：traditional versus modem technique[J]. J Endod, 2006, 32(5): 412-416.

[3] Kim S, Kratchman S, Karabucak B. Microsurgery in endodontics[M]. US: John Wiley & Sons, 2017, 31-37, 68, 72.

[4] Wang ZH, Zhang MM, Wang J. Outcomes of endodontic microsurgery using a microscope and mineral trioxide aggregate: a prospective cohort study[J]. J Endod, 2017, 43(5): 694-698.

[5] von Arx T. Failed root canals: the case for apicoectomy(periradicular surgery)[J]. J Oral Maxillofac Surg, 2005, 63(6): 832-837.

[6] Schoob A, Kundrat D, Kahrs LA, et al. Stereo vision-based tracking of soft tissue motion with application to online ablation control in laser microsurgery[J]. Med Image Anal, 2017, 40: 80-95.

[7] Baek KW, Deibel W, Marinov D, et al. A comparative investigation of bone surface after cutting with mechanical tools and Er: YAG laser[J]. Lasers Surg Med, 2015, 47(5): 426–432.

[8] Yujin, Ohsugi, Akira, et al. Evaluation of bone healing following Er: YAG laser ablation in rat calvaria compared with bur drilling[J]. Journal of Biophotonics, 2018.

[9] De Bmyne MA, De Moor RJ. SEM analysis of the integrity of resected root apices of cadaver and extracted teeth after ultrasonic root–end preparation at different intensities[J]. Int Endod J, 2005, 38(5): 310–319.

[10] Liu J, Andrukhov O, Laky M, et al. Behavior of human periodontal ligament cells on dentin surfaces ablated with an ultra–short pulsed laser[J]. Sci Rep, 2017, 7(1): 12738.

[11] 赵晓一, 王世明, 张成飞. Er: YAG激光切除牙根断面的扫描电镜观察[J]. 华西口腔医学杂志, 2010, 28(05): 526–528.

[12] Lietzau M, Smeets R, Hanken H, et al. 2013. Apicoectomy using Er: YAG laser in association with microscope: a comparative retro–pective investigation[J]. Photomed Laser Surg, 31(3): 110–115.

[13] Kreisler M. Efficacy of low level laser therapy in reducing postoperative pain after endodontic surgery—a randomized double blind clinical study[J]. Int J Oral Maxillofac Surg, 2004, 33(1): 38–41.

[14] Bolortuya G, Ebihara A, Ichinose S, et al. Effects of dentin surface modifications treated with Er: YAG and Nd: YAG laser irradiation on fibroblast cell adhesion[J]. Photomed Laser Surg, 2012, 30(2): 63.

[15] Tsuka Y, Kunimatsu R, Gunji H, et al. Effects of Nd: YAG low–level laser irradiation on cultured human osteoblasts migration and ATP production: in vitro study[J]. Lasers Med Sci, 2019, 34(1): 55–60.

第9章

激光在牙齿美白中的应用

Laser application in tooth whitening

概述

随着社会的发展和经济水平的提高，人们的口腔保健意识逐渐提高，不仅追求牙齿的健康，对牙齿的美学要求也越来越高。近年来，牙齿美白已经受到越来越多的人的青睐。由于发育、创伤等内外源性的因素，牙齿可能出现不同程度的颜色改变，例如四环素牙、牙髓坏死等。牙齿美白是利用美白剂来对变色牙齿进行漂白，对髓腔起源的变色、外源性着色以及轻度的发育因素引起变色牙具有较好的效果。

美白剂的主要有效成分为过氧化氢（HP）以及能够分解产生HP的过氧化脲（CP）或过硼酸钠（SP）（图9-1）。通

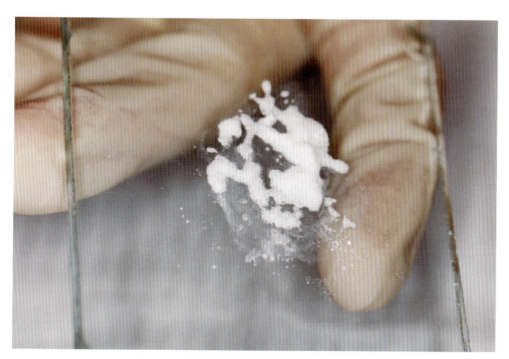

图9-1 调拌后的美白剂（含35%HP）

常浓度为10%~40%[1-3]。漂白原理为：漂白剂内的HP分解产生不稳定的游离活性氧自由基，通过扩散渗透进入到牙釉质和牙本质中，将有机色素大分子氧化分解为更加简单的浅色短链小分子[4]，从而实现对牙齿的漂白[5-6]。

传统的牙齿美白方法及其局限性

漂白分为冠外漂白和髓腔内漂白两种方式。针对活髓牙的变色，常常将美白剂放置在牙冠外表面作用一定时间后，牙齿就可以被漂白，即冠外漂白。这种治疗可以在诊室由医师或在家由患者自主进行[7]。诊室漂白时，通常会借助特殊的光源照射美白剂，起到活化美白剂、加强漂白作用的目的。例如，冷光美白（图9-2），其原理是通过480~520nm的高强度蓝光，经过光纤传导过滤掉有害的紫外光或红光后，照射事先涂抹在牙齿表面的美白剂，激活HP分解出更多的氧自由基从而发挥美白的作用[8]。通常需要2~3个疗程：每个疗程作用10min/次×2~3次，每次间隔10min。冷光美白时，美白剂在牙齿表面作用时间较长，氧自由基容易向深层扩散到达牙髓腔，导致患者出现术中、术后敏感，甚至出现牙髓炎的症状。家庭美白是指患者在家自主进行漂白过程：即将低浓度的美白凝胶，通常是3%~7.5%的HP或10%~22%的CP，放置于定制牙托中，嘱患者每日睡觉时佩戴，一般持续2周后，可以得到满意的漂白效果[9]。家庭漂白需要患者长时间佩戴含美白凝胶的托盘，一方面患者的依从性难以控制，对牙齿颜色的监测无法做到精准，另一方面长时间的夜间漂白可能刺激牙龈退缩、导致牙齿敏感。

对于牙髓治疗后的牙齿美白，可以选择髓腔内漂白的方

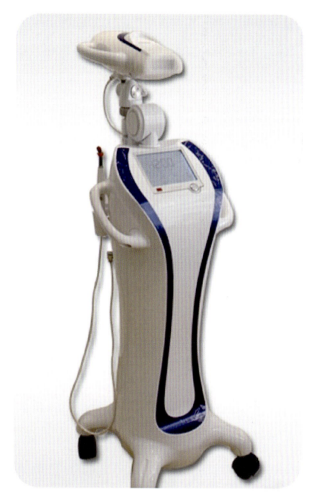

图9-2　冷光美白治疗仪

法。通常采用Walking Bleaching技术，即于患者牙齿髓腔内放置含HP或CP的美白剂，然后利用玻璃离子进行严密的封闭。4~7天复诊，可根据美白效果决定是否更换美白剂继续漂白，一般3次即可达到期望的效果。术后观察两周，若无颜色的反弹，则对患牙行树脂充填修复。需要注意的是：①髓腔内漂白一定要在橡皮障隔离下进行；②漂白前髓腔应进行彻底清创，以确保残髓或残留的充填材料被完全去除，否则将影响漂白效果；③还需要强调的是，在放置漂白剂前，应该在牙颈部放置2~3mm厚的保护屏障，通常是玻璃离子水门汀或聚羧酸水门汀，目的是防止漂白剂通过牙本质小管渗漏到达牙周膜，导致牙周膜破坏和牙根吸收。

可以看出，传统的牙齿美白均要求漂白剂与牙齿有长时间的接触。许多研究表明活髓牙漂白时，漂白剂暴露时间和牙髓不良刺激反应之间有紧密的联系：漂白剂暴露在牙齿上的时间越长，就越有可能导致牙髓坏死[10]。而对于髓腔内漂白而言，长时间在髓腔内放置漂白剂，更可能导致牙颈部的吸收[11]。

激光在牙齿美白中的应用

近年来，激光也被逐渐应用于牙齿美白，半导体激光凭借其渗透深度大、作用效果强且持久而越来越受到关注。2007年，FDA批准了波长为810nm、980nm的半导体激光（图9-3，图9-4）在口腔领域的应用[12]。

激光漂白原理：激光可以激发HP的活性，当HP吸收激光能量时迅速分解形成超氧化自由基和新生态的游离氧，由浅入深的渗入牙体组织内部与色素基团发生反应，达到漂白的效果。因此，在不增加作用时间的情况下，激光能够极大程度的提高氧自由基的浓度，从而有利于减少漂白剂在牙齿上的暴露时间，降低牙髓坏死或牙颈部吸收的风险。研究显示，相对冷光美白治疗而言，半导体激光临床治疗时间相对更短，能够大大降低患者在治疗过程中的不适感[13]。此外，激光在促进漂白的同时，还能发挥生物刺激作用，减少术中术后的敏感[14]。Al-Maliky等利用半导体激光对14名患者进行牙齿漂白，术中、术后使用视觉模拟评分（VAS）对牙齿的敏感进行评估，发现治疗中的无痛率为78.6%，而术后的无痛率高达92.90%，

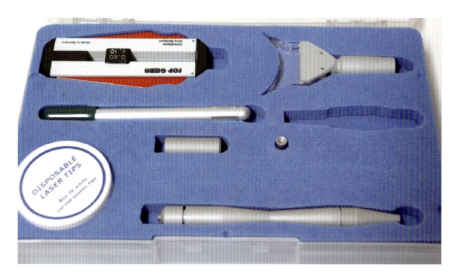

图9-3　半导体激光美白套装

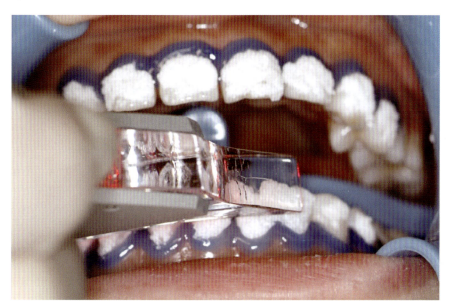

图9-4　半导体激光进行牙齿美白治疗

提示激光漂白有利于减轻术后牙齿的敏感[15]。也有报道半导体激光在输出能量为40mW和200mW时，可减轻牙齿敏感[16-17]。

　　但需要注意的是，半导体激光在漂白时同时会对牙齿产生热辐射，可能造成牙髓组织的损伤。因此，也有研究建议在漂白凝胶中加入色素，利用色素对激光能量的吸收起到屏障作用，使到达髓腔的热量降低[18]。尽管如此，在临床实际应用时，仍需强调对激光照射时间进行严格把控，以便将温度控制在安全范围内[19]。

Er：YAG激光也可应用于美白牙齿。基于漂白剂中的水分子对Er：YAG激光的高度吸收，激光能量转化的热能几乎全部用于加热活化漂白剂，不仅加快了漂白速度，同时也有效避免了髓腔温度升高[20-24]。研究发现，Er：YAG激光同半导体激光具有类似的漂白作用[25]，而且相对于其他激光，Er激光有助于提高漂白后牙齿的粘接能力[25]。漂白后利用Er：YAG激光照射牙本质表面，粘接强度明显提高[26-27]。

牙齿漂白后通常需要进行修复治疗来实现对牙齿功能和美学的恢复。文献建议漂白后至少延迟2周再对牙齿进行修复，可以有效避免因残留氧自由基阻止树脂聚合导致的粘接力下降的情况[28-29]。有学者发现，在漂白治疗后使用抗氧化剂或利用Er：YAG激光辐照牙本质也能有效避免粘接力下降的问题[30]。

推荐的激光美白流程

1. 冠外漂白

（1）比色：自然光下比色，记录患者的术前牙齿颜色（图9-5）。

（2）抛光。

（3）术区暴露：借助开口器撑开上下嘴唇，暴露术区。

（4）上橡皮障，使患牙与口腔相对隔离。

（5）牙龈保护：齿龈交界处涂布牙龈保护剂：覆盖牙龈宽度2~3mm，厚度1mm，光照固化。

（6）激光防护：术者、助手和患者均佩戴相应波长对应的护

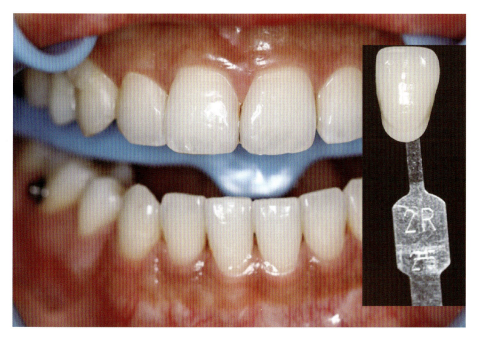

图9-5　美白治疗前对牙齿进行比色

目镜，非手术相关者应退出诊室。

（7）涂布美白凝胶：将美白凝胶均匀涂布在需要美白的牙齿表面，厚度为1mm。

（8）选择合适的激光工作尖：根据患牙数量选择"柱状""月牙状"的工作尖。

（9）激光美白（图9-6，图9-7）。

- 半导体激光美白。

- 单颗牙：美白模式，连续波输出：功率1.5~2.0W，每次15s，共3次，每次间隔1min，最后一次完成后凝胶保持与牙面持续接触5min；或脉冲模式：功率1.5W，20Hz，1/2间断波形，距离牙面2mm，照射时间15s[31]。

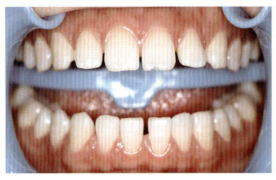

术前口内相

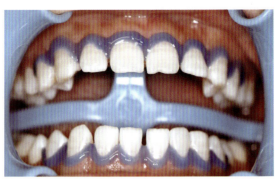

涂布牙龈保护剂

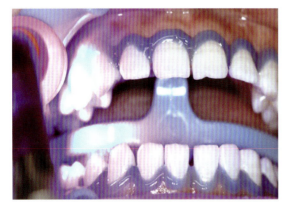

光固化牙龈保护剂

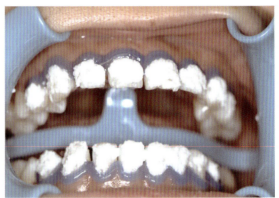

涂布美白凝胶

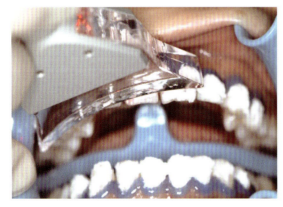
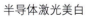

半导体激光美白

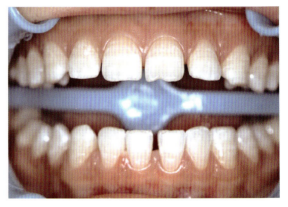

术后口内相

图9-6　半导体激光美白治疗（冠外漂白病例1）

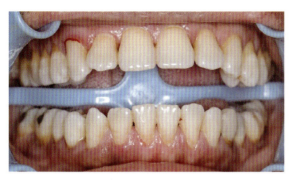
术前口内相

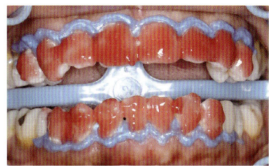
涂布美白凝胶

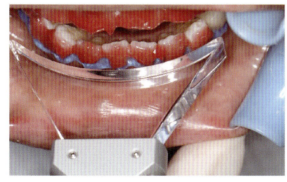
半导体激光美白

术后口内相

图9-7 半导体激光美白治疗（冠外漂白病例2）

- 多颗牙：美白模式，连续波输出：功率5.0W，每次30s，共3次，间隔1min，最后一次完成后凝胶保持与牙齿接触持续5min。
- 空气-水喷雾去除凝胶。
- Er：YAG激光美白[25]。
- 脉冲模式：50mJ，10Hz，1000μs。
- 工作距离2cm。
- 工作模式：扫射；20s/次×3次。
- 保持4min的接触时间。
- 空气-水喷雾去除凝胶后，循环3次，共12min作用时间。

（10）术后注意事项：嘱1周内浅色饮食。

（11）复查。

（12）术后敏感控制[32]。

　　・半导体激光照射患牙：LLIL模式：200mW，15s。

2. 髓腔内漂白（图9-8，图9-9）

（1）完善的根管治疗。

（2）比色：自然光下比色，记录患者的术前牙齿颜色。

（3）抛光。

（4）上橡皮障，使患牙与口腔相对隔离。

（5）牙龈保护：齿龈交界处涂布牙龈保护剂，覆盖牙龈宽度

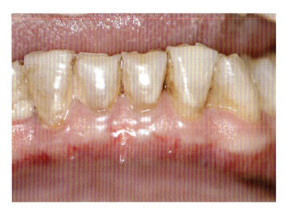

术前口内相

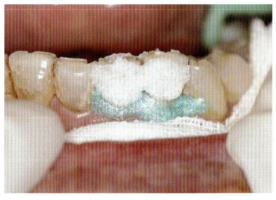

放置漂白剂

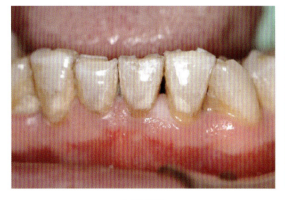

术后即刻

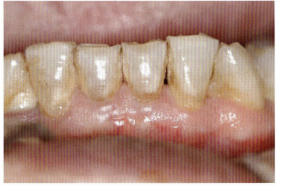

漂白术后（3周）

图9-8　RCT后牙齿的半导体激光内漂白治疗

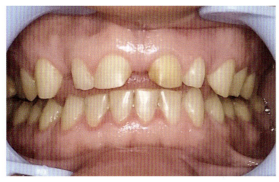

术前口内相

21放置漂白剂

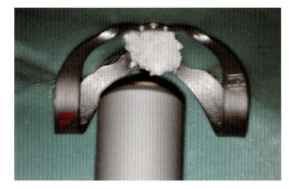

21激光内漂白

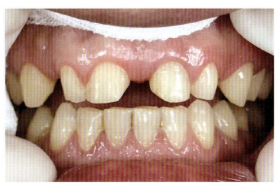

漂白术后（2周）

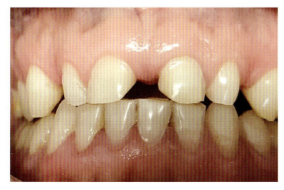

术后1个月复查

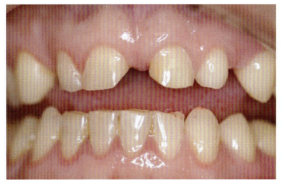

术后3个月复查

图9-9　RCT后下前牙的半导体激光内漂白治疗

2~3mm，厚度1mm，光照固化。

（6）髓腔清理：去除髓腔内可能残余的牙髓或充填物。

（7）颈部屏障：去除根管颈部牙胶，充填2~3mm厚的GIC，形成颈部屏障。

（8）激光防护：术者、助手和患者均佩戴相应波长对应的护目镜，非手术相关者应退出诊室。

（9）涂布美白凝胶：将美白凝胶放置于髓腔内。

（10）选择合适的激光工作尖：选择"柱状"工作尖。

- 半导体激光美白。

- 单颗牙美白模式：连续波输出，功率1.5~2.0W，15s×3次，间隔1min，最后一次完成后凝胶保持与牙齿接触持续5min；单颗牙脉冲模式：功率1.5W，20Hz，1/2间断波形，距离牙面2mm，照射时间15s[31]。

- 强吸下，空气–水喷雾去除凝胶。

（11）术后注意事项：嘱1周内浅色饮食。

（12）复查。

参考文献

[1] Dos Santos Leonetti E, Rodrigues JA, Reis AF, et al. Microtensile bond strength of resin composite to dentin treated with Er: YAG laser of bleached teeth[J]. Lasers Med Sci, 2012, 27: 31–38.

[2] Plotino G, Buono L, Grande, et al. Nonvital tooth bleaching: a review of the literature and clinical procedures[J]. J Endod, 2008, 34: 394–407.

[3] Vieira C, Silva-Sousa YTC, Pessarello NM, et al. Effect of high-concentrated bleaching agents on the bond strength at dentin/resin interface and flexural strength of dentin[J]. Braz Dent J, 2012, 23: 28–35.

[4] Mahmoud SH, Elembaby AES, Zaher AR, et al. Effect of 16% carbamide

peroxide bleaching gel on enamel and dentin surface micromorphology and roughness of uremic patients: an atomic force microscopic study[J]. Eur J Dermatol, 2010: 175-182.

[5] Harrison MS, Wang Y, Frick KJ, et al. Effects of alphatocopherol antioxidant on dentin-composite microtensile bond strength after sodium perborate bleaching[J]. J Endod, 2019, 45: 1053-1059.

[6] Kwon SR, Wertz PW. Review of the mechanism of tooth whitening[J]. J Esthetic Restor Dent, 2015, 27: 240-257.

[7] Joiner A. The bleaching of teeth: a review of the literature[J]. J Dent, 2006, 34: 412-419.

[8] LI Y, SHI X, LI W. Zinc-containing hydroxyapatite enhances cold-light-activated tooth bleaching treatment in vitro[J]. Biomed Res Int, 2017(2): 1-10.

[9] Ingle, John Ide. Ingle's endodontics 6 /[M]. BC Decker, 2008.

[10] Benetti F, Lemos CAA, de Oliveira Gallinari M, et al. Influence of different types of light on the response of the pulp tissue in dental bleaching: a systematic review[J]. Clin Oral Investig, 2018, 22: 1825-1837.

[11] Heller D, Skriber J, Lin LM. Effect of intracoronal bleaching on external cervical root resorption[J]. J Endod, 1992, 18: 145-148.

[12] Shahabi S, Assadian H, Mahmoudi Nahavandi A, et al. Comparison of Tooth Color Change After Bleaching With Conventional and Different Light-Activated Methods[J]. Lasers Med Sci, 2017, 9(1): 27-31.

[13] 刘玮, 杜毅. 浅析半导体激光美白术的疗效[J]. 全科口腔医学电子杂志, 2018, 005(034): 25-26.

[14] Gurgan S, Cakir FY, Yazici E. Different light-activated inoffice bleaching systems: a clinical evaluation[J]. Lasers Med Sci, 2010, 25(6): 817-822.

[15] Al-Maliky MA. Clinical Investigation of 940 nm Diode Laser Power Bleaching: An In Vivo Study[J]. Lasers Med Sci, 2018, 10(1): 33-36.

[16] Soares ML, Porciuncula GB, Lucena MI, et al. Efficacy of Nd: YAG and GaAlAs lasers in comparison to 2% fluoride gel for the treatment of dentinal hypersensitivity[J]. Gen Dent, 2016, 64: 66-70.

[17] Moosavi H, Arjmand N, Ahrari F, et al. Maleknejad F. Effect of low-level laser therapy on tooth sensitivity induced by in-office bleaching[J]. Lasers Med Sci, 2016, 31: 713-719.

[18] Baik JW, Rueggeberg FA, Liewehr FR. Effect of lightenhanced bleaching on in vitro surface and intrapulpal temperature rise[J]. J Esthet Restor Dent, 2001, 13: 370-378.

[19] 金地, 姚江武. 数字化口腔修复(28)—激光脱色与CAD/CAM全瓷冠美学修复（附病例报告）[J]. 临床口腔医学杂志, 2017, 33(2): 116-118.

[20] Benetti F, Lemos CAA, de Oliveira Gallinari M, et al. Influence of different types of light on the response of the pulp tissue in dental bleaching: a

systematic review[J]. Clin Oral Investig, 2018, 22: 1825–1837.

[21] Gutknecht N, Franzen R, Meister J, et al. A novel Er: YAG laser–assisted tooth whitening method[J]. J Laser Health Acad, 2011, 1: 1–10.

[22] Fornaini C. Touch White Er: YAG tooth whitening[J]. J Laser Health Acad, 2012, 1: Suppl B01.

[23] Dinc A, Maden O. Laser tooth whitening: diode vs TouchWhite Er: YAG Tx[J]. J Laser Health Acad, 2012, 1: Suppl B02.

[24] Sari T, Usumez A. Case report: office bleaching with Er: YAG laser[J]. J Laser Health Acad, 2013, 1: 4–6.

[25] Ergin Esra, Ruya Yazici A, Kalender Bercem, et al. In vitro comparison of an Er: YAG laser–activated bleaching system with different light-activated bleaching systems for color change, surface roughness, and enamel bond strength[J]. Lasers Med Sci, 2018.

[26] Kiomarsi N, Arjmand Y, Fard MJK. Effects of erbium family laser on shear bond strength of composite to dentin after internal bleaching[J]. Laser Med Sci, 2018, 9: 58–62.

[27] Rezae, M, Aliasghar E, Rezvani MB, et al. Effect of Er: YAG laser on microtensile bond strength of bleached dentin to composite[J]. J Laser Med Sci, 2019, 10: 117–124.

[28] Swift EJ Jr. Critical appraisal. Reversal of compromised bonding after bleaching[J]. J Esthet Restor Dent, 2012, 24: 357–361.

[29] Topcu FT, Erdemir U, Ozel E, et al. Influence of bleaching regimen and time elapsed on microtensile bond strength of resin composite to enamel[J]. Contemp Clin Dent, 2017, 8: 451–458.

[30] Souza–Gabriel AE, Sousa–Neto MD, Scatolin RS, et al. Durability of resin on bleached dentin treated with antioxidant solutions or lasers[J]. J Mech Behav Biomed Mater, 2020, 104: 103647.

[31] 李雯, 周伟, 汤旭娜, 等. 半导体激光与Nd: YAP激光在牙齿美白中的应用效果分析[J]. 东南大学学报(医学版), 2018, 037(001): 125–129.

[32] Moosavi H, Arjmand N, Ahrari F, et al. Effect of low–level laser therapy on tooth sensitivity induced by in–office bleaching[J]. Lasers Med Sci, 2016, 31(4): 713–719.

第10章

口腔激光的研究进展

Research progress of laser in stomatology

概述

近年来，口腔激光得到了飞速的发展，目前Er：YAG激光、半导体激光、CO_2激光等已经逐步应用于口腔医学的各个领域，为口腔医学的各个学科带来了技术革新，但口腔激光的临床应用仍处于初步阶段。其中全组织治疗使用较为广泛的Er：YAG激光发射波长主要在水分子的吸收峰之一，2940nm附近（图10-1）。该波段激光除了水分子吸收高之外，牙齿主要成分之一羟基磷灰石［化学式为$Ca_{10}(PO_4)_6(OH)_2$］的吸收也较高，当输出激光被压窄到50～300μs、峰值功率0.15～4kW时，可被用于切骨、去龋、切龈、切根尖等硬组织操作[1]。2940nm波段Er：YAG激光当前应用的缺点主要在于激光凝血效果差、硬组织作用效率依旧较低、较为笨重的导光臂给医师操作带来的困难，以及较为昂贵的采购成本导致该工具难以普及应用。

目前，使用极其广泛的半导体激光，发射波长主要集中在800～1000nm，该波段激光的制造成本极低、体积尺寸较为小巧，突出的优势在于优异的激光凝血效果，但水分子与羟基磷灰石的吸收率均较低。因此，主要用于软组织的深层治疗（止痛、凝血、杀菌等），不太适用于软硬组织切割方面应用。未来1700~2000nm波段的半导体激光技术也值得被引入到口腔治疗应用中，可以进一步提升软组织的切割治疗效果。

除此之外，我们还注意到国际上有单位[2]利用中远红外9300nm附近的CO_2激光进一步提升羟基磷灰石的吸收率来增加硬组织的切割速率。从图10-1中可以发现，在该波长处的水分子吸收要略低于羟基磷灰石的吸收，目前该波段处激光峰值功率已经突破500W、脉冲宽度可以压窄至5～15μs，至于

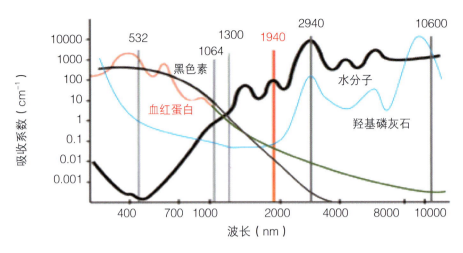

图10-1 生物组织中的激光吸收光谱图[1]

该波段激光在口腔的深入应用还需要更详尽的临床数据以及与Er：YAG激光的对比测试数据进行支撑。但该波段激光口腔治疗器械的发展前景与2940nm波段Er：YAG激光相似，可能会受限于其激光凝血效果差、较为笨重的导光臂、较为昂贵的采购成本且更需要强力水冷却进行硬组织降热，并且受限于CO_2激光技术本身，想进一步提升峰值功率的技术难度极大。

目前，一种波长在1940nm附近的铥光纤激光已经在泌尿外科学得到了商业化的深入应用。因其突出的光电转换效率、光纤耦合效率、水分子与血红蛋白吸收均衡等优势，同时还能实现较高峰值功率的激光输出，使得其在大块组织前列腺切割、泌尿碎石手术中获得极为突出的效果[3-7]，有望对目前医院应用普遍的钬激光碎石术进行强有力的补充。钬激光碎石术中的激光器与2940nm波段Er：YAG激光类似，也是采用灯泵浦技术路线，激光介质为Cr/Tm/Ho共掺，输出激光波长主要在2100nm附近，电光转换效率一般不高于1%，依赖大能量的灯能量获得kW级峰值功率输出，具有代表性的产品，例如Lumenis的MOSES激光。临床上还有一种在应用的铥激光主要是指铥固体激光，增益介质主要为Tm：YAG，发射波长在2013nm附近，电光转换效率5%左右，依靠半导体侧面泵浦技术可以输出100W级别准连续激光，主要用于泌尿外科的软组织切割，典型产品为德国LISA的RevoLix系列产品。而最新发展起来的铥光纤激光是指在大模场硅基石英光纤中掺杂铥离子实现的一种新型增益光纤，依靠包层半导体激光直接泵浦与窄线宽光纤光栅波长选择，可以实现水分子吸收峰1940nm附近激光输出，并且能够兼容高功率连续激光输出和高峰值功率脉冲激光输出。该波段激光自2005年开始被FDA批准可以进行临床试验研究，目前临床上已经实现更高速的软组织切割、凝血与结石碎石，并且已经有多款商用产品在泌尿外科进行推广。铥光纤激光在生物医学领域还被尝试用于支气管内狭窄疾病临床治疗研究、羊肝的体外消融实验研究、大鼠的立体定向脑手术活体研究等[8-11]；铥光纤激光还被成熟应用于医疗微芯片的封装、工业精细焊接场景[12-13]，还因其军用技术敏感性，一直被列入瓦森纳协定的出口控制列表中。

尽管目前铥光纤激光的临床应用尚未涉及口腔医学领域，但我们注意到在2014年土耳其团队[14]利用5W、1940nm连续铥光纤（600μm芯径光纤）激光在羊舌头（54份样本）进行口腔软组织体外实验研究。结果表明：在合理控制切割速度、往返次数情况下，铥光纤激光在2.5～3.5W均能实现良好的软组织切割和止血效果。我们了解到国内医疗科技团队最新制造的纳秒短脉冲铥光纤激光（图10-2）有望与口腔全组织治疗应用深度结合，实现该类治疗器械的大幅度降价，同时可靠的光纤传导有利于牙体牙髓疾病治疗，该团队目前已经实现了平

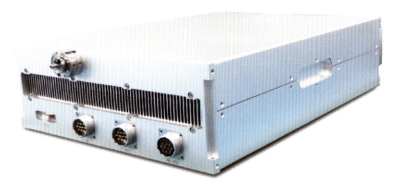

图10-2 国内医疗科技团队制造的纳秒铥光纤激光器样机

均功率超过20W、峰值功率5kW以上、脉冲宽度小于100ns、整机电光效率超过10%。

参考文献

[1] Featherstone J, Fried D. Fundamental interactions of lasers with dental hard tissues[J]. Med Laser Appli, 2001, 16(3): 181-194.

[2] Poli R. Laser-Assisted Restorative Dentistry(Hard Tissue: Carious Lesion Removal and Tooth Preparation)[J]. Lasers in Dentistry-Current Concepts, 2017.

[3] Fried NM, Murray KE. High-Power Thulium Fiber Laser Ablation of Urinary Tissues at 1. 94μm[J]. J Endour, 2005.

[4] Deng Z, Sun M, Zhu Y, et al. Thulium laser VapoResection of the prostate versus traditional transurethral resection of the prostate or transurethral plasmakinetic resection of prostate for benign prostatic obstruction: a systematic review and meta-analysis[J]. World J Urol, 2018, 36(9): 1355-1364.

[5] Hardy, Luke A, Nathaniel M, et al. Comparison of first-generation(1908 nm) and second-generation(1940 nm) thulium fiber lasers for ablation of kidney stones[J]. Opt Eng , 2019, 58(09).

[6] Andreeva, Viktoria, et al. Preclinical comparison of super pulse thulium fiber laser and a holmium: YAG laser for lithotripsy[J]. World J Urol, 2020, 38(2): 497-503.

[7] Corrales M, Traxer O. Initial clinical experience with the new thulium fiber

laser: first 50 cases[J]. World J Urol, 2021.

[8] Gesierich W, Reichenberger F, Fertl A, et al. Endobronchial therapy with a thulium fiber laser(1940 nm)–Science Direct[J]. J Thorac Cardiovasc Surg, 2014, 147(6): 1827–1832.

[9] Alagha, Heba Z, Murat Gulsoy. Photothermal ablation of liver tissue with 1940–nm thulium fiber laser: an ex vivo study on lamb liver[J]. J Biomed Opt, 2016, 21(1): 015007.

[10] Tunc, Burcu, Murat Gulsoy. Stereotaxic laser brain surgery with 1940 - nm Tm: fiber laser: An in vivo study[J]. Lasers Surg Med, 2019, 51(7): 643–652.

[11] Tunc, Burcu, Murat Gulsoy. The Comparison of Thermal Effects of a 1940–nm Tm: fiber Laser and 980–nm Diode Laser on Cortical Tissue: Stereotaxic Laser Brain Surgery[J]. Lasers Surg Med, 2020, 52(3): 235–246.

[12] De Pelsmaeker J, Graulus G J, Van Vlierberghe S, et al. Clear to clear laser welding for joining thermoplastic polymers: A comparative study based on physicochemical characterization[J]. J Mater Proc Tech, 2018, 255: 808–815.

[13] Mandolfino C, Lertora E, Gambaro C. Neutral polypropylene laser welding[C]//AIP Conference Proceedings. AIP Publishing, 2016, 1769(1): 100002.

[14] Guney, Melike, Burcu Tunc, et al. Investigating the ablation efficiency of a 1940–nm thulium fibre laser for intraoral surgery[J]. Int J Oral Maxillofac Surg, 2014, 43(8): 1015–1021.